ここで差がつく

40代からのガン予防法

今日からできるかんたん10ヵ条

kumashiro Tomoaki

神代知明

花伝社

ガン予防　かんたん10ヵ条

その1　肉食をやめる
その2　牛乳をやめる
その3　悪い油をやめる
その4　タバコをやめる
その5　体温を上げる
その6　運動をする
その7　たっぷり眠る
その8　大いに笑う
その9　いい人をやめる
その10　リラックスする

ここで差がつく　40代からのガン予防法◆目次

第Ⅱ部　どうしたら予防できるのか

はじめに

病なき時、かねてつつしめば病なし。
病おこりて後、薬を服しても病癒がたく、癒ることおそし。

これは、福岡藩士であり、学者でもあった貝原益軒『養生訓』の一節です。現代語訳すると、
予防の心得を病がないときにしておけば、病気になりにくいのです。
病気が起こってから薬を飲んでも、病気は治りにくく、治りも遅いものです。

『養生訓』が書かれて（1713年）から300年になろうとしていますが、この金言は今もって輝きが失せることなく、現代に生きる私たちに迫ってきます。言われてみれば当たり前。月並みにも思えるこの一言を、せわしなく心のゆとりがない現代人はどこかに追いやって生きています。そして、大病をしてはじめて、失うものや代償の大きさに気づきます。とりわけガンの場合は。

ガンに罹っていない多くの人は、「ガンは怖い」「ガン＝死」というイメージが先行して、日頃ガンという病気を直視することを避けています。そのように目をそらせているかぎり、いつまでたってもガンは潜在的に怖い存在であり続けます。

しかし、ガンも原因があるから発症するのであり、原因を取り除けば、そのほとんどは回避できます。

ガンは予防可能な病気であり、それがわかれば怖い存在ではなくなります。恐れずにガンと正面から向き合ったほうが、逆に日々安心して過ごすことができます。その、ガンと向かい始めるタイミングが、40代です。

「四十にして惑わず」といわれた時代とは異なり、終身雇用制度や年功序列型賃金が崩壊し、将来の年金不安や増税不安を抱える現代の40代は、大いに惑い、そして揺らいでいます。『40代にやっておきたい～』とか『40代を後悔しない～』といった自己啓発本が書店の棚に並ぶのも、そのような時代背景があるのでしょう。どうやら今の40代は、多くの人にとって人生の転機のようです。

何をかくそう私自身も、40歳で脱サラ、独立開業しました。40代を人生の転機とした張本人です。だから、人生後半の設計図が描けず、暗中模索している40代の人たちの気持ちは痛いほどわかります。

しかしながら、40代は人生の転機であるだけでなく、体の転機、変わり目でもあるのです。

それを見逃して、30代までの勢いで体に無理な負担を掛け続けた結果、ガンなどの病気を発症させてしまっては、せっかく人生の転機を上手に乗り越えたとしても、それが水の泡になってしまいかねません。

だからこそ、40歳を過ぎたらガンと正面から向かい合って、今日からコツコツと予防に取り組んでほしいのです。ガンを予防することは、結果としてガンに限定することなく「病気知らず、医者いらず」の毎日につながります。病気がちで、いつもどこかに不調を抱えている人は、長いあいだ忘れていた体調のよさを実感できるはずです。若いときには当たり前だった健康でしたが、歳を重ねても心身ともに爽快なのは、この上ない喜びです。

ガンの予防に取り組むことは、それが唯一の目的ではなく、日々の健康を手に入れることこそが果実なのです。当たり前の健康をもう一度取り戻していただくことが、ガン予防のゴールなのかもしれません。この本を、ガン予防のゴールへの切符代わりだと思っていただければ幸いです。

ガンは予防可能です。予防に勝るものはありません。一人でも多くの方がガンは予防できることを知り、その予防に取り組んでほしいものです。

この本が、そのきっかけになることを願ってやみません。

第I部

どうして予防しないのか

序章……ガンは予防可能な病気

２００６年11月末の早朝。親しかった友人が約1年半にわたるガンとの闘いを終えて、福岡市内の緩和ケア病棟で静かに息を引き取りました。46年の短い生涯でした。

再発がわかってからは、わずか１カ月の命でした。その間たびたび襲ってくる激痛に苦しみましたが、最期は家族や友人に看取られて安らかに旅立てたのが、せめてもの救いでした。

病室の窓から空を見ると、いったい何年ぶりなのか、記憶にないくらいに鮮やかな虹が架かっていました。それが、闘いを終えたご褒美として用意された、天国に向かう花道のように思えたのです。

振り返ればこのときが、私がガン予防の勉強を真剣に始めた出発点でした。「どうして人はガンになるのか」「どうにかして防ぐことはできないのか」「こういう悲しみをなくせないのか」。こう思いながら、自分にできることは何かを考え始めました。

統計では、国内だけでも年間約35万人がガンで命を落としています。ただ、統計をいくら眺めていても一人ひとりの苦しさは見えてきません。心の叫びも聞こえません。

私の友人の例とは違って、最後の最後までもがき苦しむことも少なくありません。快復に向かっていたさなかに急変して、そのまま戻らなかったという話も聞いています。

身体的な苦痛以外にも、「なぜ自分がガンなのか」というやり切れなさ、まだやり残していることがあるという無念さ、小さな子供をこの世に残していくやるせなさなど、それぞれが耐えがたい思いを抱いて人生の幕を引いているのでしょう。本人の苦しみもさることながら、それを見て何もしてあげられない家族や友人も辛いものです。そういう話を聞くたびに、「なんとか少しでもガンを減らせないものか」という思いが強くなります。毎年のようにガン死亡者が増えていく統計を、医療従事者として見ているだけではいられなくなりました。

ガン患者への素朴な疑問

申し遅れましたが、私は7年前に福岡の姪浜《めいのはま》という街で、未病ケアの小さな店舗を開業しました。琉球温熱療法といって、沖縄で14年前から始まった代替療法の一つです。性別年齢問わず多くのお客様が来院されますが、お見えになる人のほとんどが、未病ケアというよりはガン患者さんなのです。その中には、40代のまだまだ若い人たちも含まれ、その数は間違いなく増えています。

ガンの罹患者数や死亡者数が年々増加していることは、厚生労働省のデータ等でご存知の人が多いかと思います（厚労省から、ガンの罹患者数、死亡者数は今後も急増するという予測が出ています）。実際にこういう温熱療法院をやっていると、その急増ぶりが肌で感じ取れます。というよりも、折れ線グラフでは表せないような凄まじさで増えているような気がしてなりません。

ところが、来院されるガン患者さんと話をしていると、多くの人が口にするのは、「まさか私がガンになるとは思わなかった」とか「自分だけはならないと信じていた」という言葉です。「その根拠はなんですか」と私が聞いてみると、「根拠はないけど……」と、これも口をそろえて出てきます。

ガンに罹る確率が、宝くじや万馬券に当たるくらいのまれな数値であれば、「まさか」もわからないわけではありません。しかし、今や日本人男性の２人に１人、女性の３人に１人がガンになる時代です。国内では年間60万人以上がガンに罹り、約35万人が命を落としています。根拠のない「私だけは」は通用しないのです。40歳を過ぎたら、ぜひともそれを肝に銘じてほしいのです。

なぜ、40歳なのでしょうか。

人は40歳を過ぎたあたりから、体力の衰えとともに目に見えて疲れやすくなったり、肩や腰などのコリや痛みが激しくなったりします。あるいは、風邪をひきやすくなったり、30代のときと比べると、その快復に明らかに時間がかかるようになります。それは、人の体に備わっている免疫力が、40代を境に下降線をたどっていくからです。免疫力とは、体のさまざまな部分で健康を維持しようとする抵抗力のことをいいます。私たちが日々元気に過ごせるのは、風邪のウイルスや細菌などの外敵や、ストレスや疲労など、あらゆる敵にさらされても、この抵抗力が敵から防御してくれるからです。抵抗力には病気にかかりにくいだけではなく、病気にかかった場合にそれと戦う力も含まれています。

この免疫力が関係するのは、疲れ、コリ、風邪などのハッキリと自覚症状が現れるものに限りません。むしろ、自覚症状の出ないままジワリジワリと進行していく生活習慣病にこそ、免疫力の大小が決定的な影響を及ぼすことがあります。その最たるものがガンです。

40代の人が「今まで大きな病気をしたことがないから……」と気楽に構えていたとしても、今までは今まで、これからのことはまったく別問題なのです。だからこそ、幸いにも大病をしていない40代以降の人たちに、このタイミングで予防に取り組み始めてほしいのです。

ところが実際には40代の多くの人は、ガンに対してまったく無防備で予防意識が希薄です。たしかに私の周囲を見渡してみても、それは感じられます。私（47歳）と同年代、あるいは近い年代の友人や知人に聞いてみても、ガンを含めた命にかかわる病気への関心は低く、予防意識を持っている人はほとんどいません。

それが20代であれば、わからなくもありません。しかしアラサー（25〜34歳）を卒業し、30代後半になってくれれば、少しずつ「ガンのリスク年代」に足を踏み入れ、40歳を過ぎれば「ガン発症の年代」に突入しているのです。ガンの低年齢化は年々進んでいます。私の温熱療法院でも、アラフォー（35～44歳）世代のガン患者さんがいつも数名は通っていて、ガンの低年齢化を目の当たりにしています。

テレビや新聞でも、有名人の早過ぎるガン死というニュースを、年に数回は目にしているはずです。２０１１年5月には、女優の田中好子さんが55歳の若さで亡くなられたショッキングな出来事がありました。が、それ以上に田中さんが36歳のときに乳ガンを発症していたという事実を知って、衝撃を受けた人が多かったのではないでしょうか。もちろん有名人でなくても、親族や友人、知人、同僚など直接知っている人で、1度や2度はそのような悲しみを経験していると思います。

にもかかわらず、そのようなニュースや場面に遭遇しても、「あの人はあの人、私は私」で終わってしまうことがほとんどです。自分には起こりえない特殊な事例としてやり過ごす人が、いかに多いことでしょう。

皆様は「正常化の偏見」という言葉をご存知でしょうか。

自分にとって都合の悪い情報を無視したり、過小評価する人の特性のことをいいます。もともとは災害対策関連で使われる用語です。例えば気象に関する警報が発令されても、あるいは火災を知らせる非常ベルがどこかで聞こえていても、「まあ、大丈夫だろう」「ここまでは被害が及ばないだろう」とか「周りのみんなも避難していないし……」と事態を楽観視して、深刻に受け止めない態度や行動のことです。

この正常化の偏見という言葉を聞いたとき、ピンと来るものがありました。ガンに対する予防意識の希薄さも、これとまったく同じではないかと思ったのです。

人は「自分だけは大丈夫だろう」「友達や同僚もそんなこと考えていないし……」と煙たい話題には蓋をしてしまいます。そのように気楽に構える人に対しては、誰も警鐘を鳴らしてはくれません。その代わりになるものといえば、身近な人や有名人のガン死のニュースかもしれませんが、それを「あの人はあの人、私は私」で流してしまっては、もう打つ手がありません。

しかし、火災や津波と同様に、ガンも命の危険にさらされることには変わりありません。「まあ大丈夫だろう」の気の緩みが、取り返しのつかない結果につながりかねません。

火災や津波に対しては、火災保険や地震保険といったものがあります。不思議なことに、ガンに対してはお気楽な人でも、万が一の場合に備えて、例えば戸建住宅を購入した人の多くは、火災保険・地震保険に加入しているはずです。ドライバーであれば、自動車保険の車両保険に加入する場合が多いでしょう。

ところが、家屋や車よりも、もちろんお金よりも大切なはずの自分の命に対する備えが、あまりにもお粗末であるのには驚かされます。しかもガンになる確率は、住宅火災や甚大な自動車事故の確率とは比較にならないほど高いにもかかわらず、この無防備さです。まったく解せません。それに対しては「生命保険に入っているよ」「ガン保険に入っているよ」「3大疾病特約をつけているよ」という声も聞こえてきそうです。

が、私が言っている「備え」はそのことではありません。ガンに罹ったときや死んでしまったときの備えではなく、ガンそのものの予防、ガンによる死を回避するという意味での備えです。

ガンは予防可能なのだから予防すべき

では、ガンになるかならないかは、単に運とか不運ということなのでしょうか。そうであるならば、ガンの予防などあれこれと考えてもしょうがありません。運を天に任せて、毎日を楽しく過ごすのがいいでしょう。あるいは、ガン保険に加入するくらいしか対策はないのかもしれません。

もしかすると、そう思っている人が多いのかもしれません。運不運は極端だとしても、ガンは予防できる病気ではない、という認識は意外と浸透している可能性があります。ガンは遺伝するものだから予防は無理、無駄と思い込んでいる人も、少なくないように思えます。だから、正常化の偏見で「自分だけは……」と根拠のない楽観論にすがって、何の対策も講じることなく、ガンから目をそらしている人が多いのかもしれません。

であるならば、この本では具体的なガンの予防法をお伝えする前に、ガンは運不運でなるものでもなく、遺伝でも（ほとんど）ないことを書く必要があります。実際には、ガンになったという結果に対しては、明確な原因が存在します。ガンになった人は、なるべくしてなったと考えられます。原因がはっきりしているのならば、対策を講じることも可能になるのであり、それを予防というのです。

ガンは、予防可能な病気です。

この本の第Ⅰ部では、「ガンは遺伝」という思い込みや、ガンの予防意識を希薄にしてしまっている情報やメッセージについて考えてみます。ガンは予防可能であり、予防を実現するには日頃からの取り組み以外にはないということを、読者の皆様にご理解いただくことを目的とします。加えて、ガン検診やガン保険は「本当に安心なのか」を検証します。定期的にガン検診を受けて安心している人や、ガン保険に入って安心している人がいます。ただこれは勘違いで、検診や保険と予防とはまったく別の問題です。

第Ⅱ部では、実際の予防法を取り上げます。しかしながら、予防法のすべてを網羅することはとてもできません。なかでも食事や栄養のことについては、書いていくとキリがなくなってしまいます。ガンの予防に役立つビタミンやミネラル、抗酸化作用のあるファイトケミカル、体を構成する基本であるタンパク質、腸内環境を整える食物繊維、近年注目されている酵素……それらを一つひとつ取り上げると、それだけで一冊の本になってしまいます。これはガンの原因となる悪いことに関しても同様です。

そこで本書では、おもにガンの原因と考えられている食生活、喫煙、ストレスを中心として、低体温、運動不足、睡眠不足などをピックアップしました。そして40歳を境に「やめる」ことと「はじめる」ことに整理し、これだけは取り組んでほしい10個の項目に絞り込みました。

とにもかくにも、私がこの本で伝えたいことは、ガンは予防可能な病気であり、予防可能だったら予防しましょう、ということです。そのことを1人でも多くの人が理解し、実際に予防に取り組んでいただきたいのです。体の節目を迎える40代は、一度立ち止まって自身の体と向かい合い、ガンの予防に取り組み始める、ちょうどよい機会です。

もちろん、健康であることや長生きすることは、生きる目的そのものだとは思っていません。それでも、健康であることは生きるすべての前提であり、健康でなければ日々の生活や仕事を謳歌できないのも事実です。満足いく仕事が続けられるのも、幸せな家族生活を営み、趣味や交友を心から楽しめるのも、毎日の健康があるからこそでしょう。

日々の暮らしに追われて、ついつい隅っこに追いやってしまうのが予防です。けれども、今の生活、将来の生活を充実させるためには、予防の大切さに気づくことが第一歩です。

そして、早過ぎる死、若過ぎる死を少しでも減らしたい。これは、そのための本です。

第１章……ガンの予防を阻むもの

１　「私はガンの家系」は本当？

遺伝性のガンは多くない

「ガンの予防で何か心掛けていることがありますか」と聞くと、しばしば耳にするのが「私はガンの家系だから、なるときにはなるでしょう」とか「おじいちゃんとお母さんもガンになったから、私もガンになる確率が高いと思う」といった答えです。ガンは遺伝によるものだ、と考えている人が意外と多いようです。

国立がん研究センターのがん予防・検診研究センター予防研究部が２００６年、日本人のがん予防に対する意識調査を行いました。そのなかに、「あなたは何％ぐらいのがんが、生まれながらに遺伝子によって運命づけられていると思いますか」という設問があり、回答（図１）として、50％以上が遺伝だと考える人が12％、20％以上は遺伝と思っている人が過半数いました。10％未満と答えた方は、わずか15％に過ぎません。

図1　がん予防に対する意識調査より

Q：あなたは何パーセントぐらいのがんが、生まれながらに遺伝子によって運命づけられていると思いますか

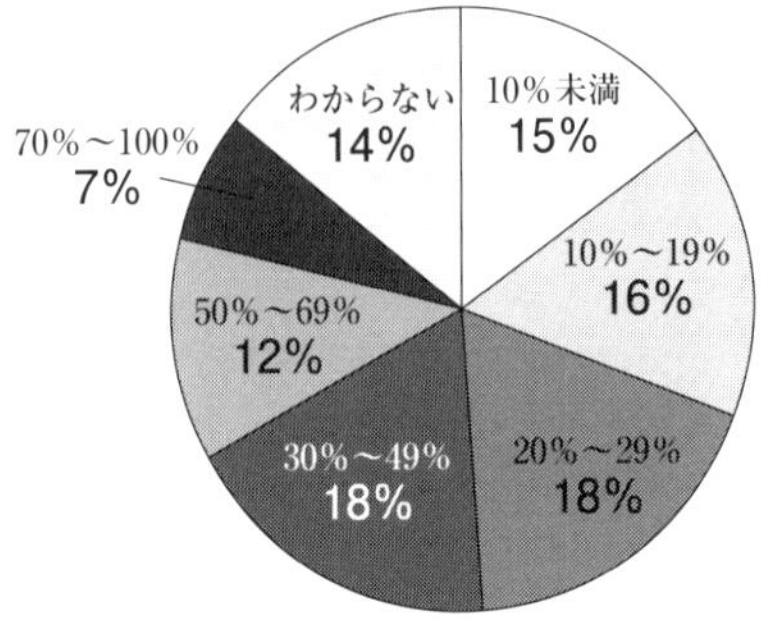

2006年国立がん研究センター　がん予防・検診研究センター予防研究部

なんでもかんでも遺伝とは考えていないようですが、予防に努めていればガンのほとんどが回避できるとも考えていないことが、この回答からうかがえます。

本当にガンは遺伝するものでしょうか。ガンの家系というのはあるのでしょうか。

確かに遺伝性のガン（一般的には家族性ガンといわれます）は存在します。親から子へと受け継がれた特定の遺伝子変異が原因であることや、それがどのように遺伝するのかもわかっています。代表的なものとして、大腸ガン、乳ガン、前立腺ガン、卵巣ガン、皮膚ガン、白血病、網膜芽細胞腫（子供の目のガン）などのガンに遺伝と見られるものが認められます。そのうち、遺伝性のガンが比較的多いと言われる大腸ガンで、おおむね10％前後が遺伝ではないかと言われています。

列挙したいくつかのガンの罹患者数をすべて足

しても、ガン罹患数全体に対しては約４割弱に過ぎません。ということは、遺伝性のガンは、やや多く見積っても５％未満ということになります。

乳ガンの例で見てみましょう。近年、若年者の発症が目立っている乳ガンについても「遺伝だからどうしようもない」と思っている女性がいるようですし、専門家のなかにも「乳ガンの多くは家系が原因だ」と指摘をする人もいるのです。

たぶんそれは、１９９４年に発見された、ＢＲＣＡ１とＢＲＣＡ２という遺伝子が注目されているからでしょう。この遺伝子が突然変異を起こすと、乳ガンと卵巣ガンのリスクが高くなると言われています。その突然変異型遺伝子は代々継承される可能性があり、それを理由として乳ガン＝遺伝と早合点してしまうのでしょう。

しかしながら、この突然変異型遺伝子を持っているのは、全体のわずか０・２％に過ぎないということです。しかも、その０・２％の人が必ず乳ガンや卵巣ガンを発症するわけではありません。食事内容や生活習慣などが良好で、日頃からガンが増殖しにくい体質をつくっていれば、ＢＲＣＡ１とＢＲＣＡ２の遺伝子があってもガンを発症する可能性は低いのです。

これは大事なことで、子宮頸ガンの原因とされるヒトパピローマウイルスに感染しても、免疫力が高ければ繁殖することはない、ということと同じです。やはり、日頃からの予防が大切だということです。

次のような研究報告もあります。

図２　がんの原因（米国の場合）――疫学研究に基づいた推定

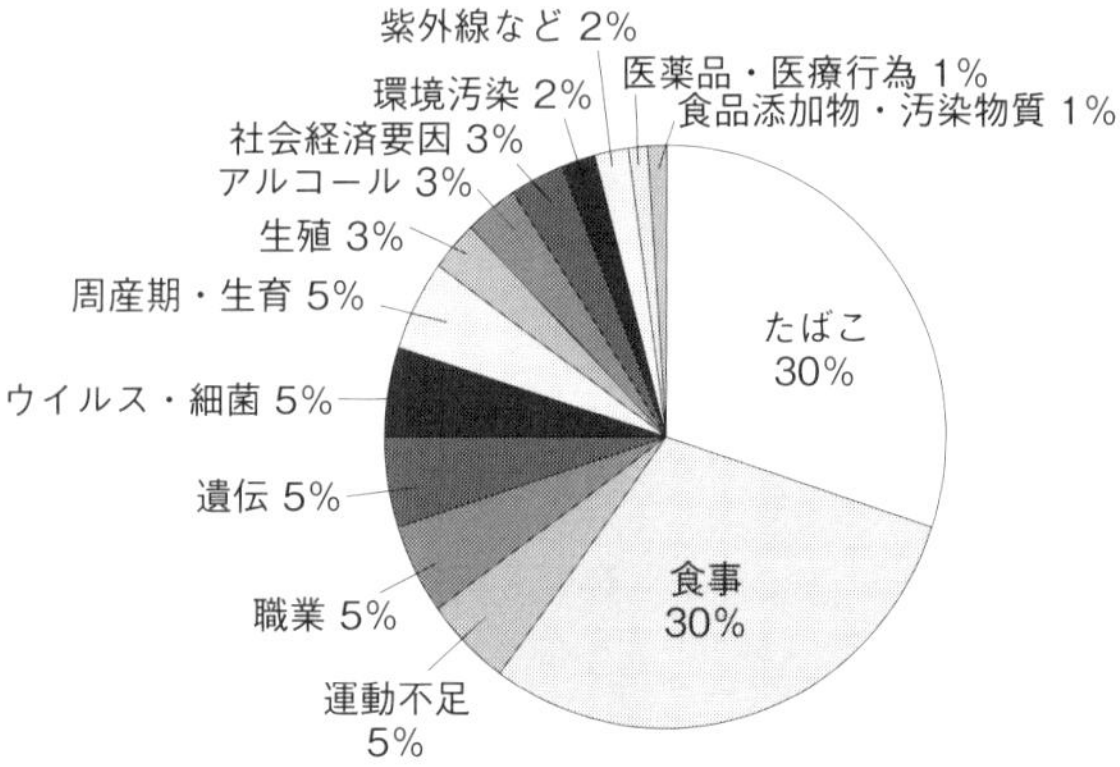

ハーバード大学、1996 年

１９９６年、アメリカ・ハーバード大学が疫学研究にもとづいた推定として、アメリカ人のガンの原因を分析したところ、遺伝が約５％という結果（図２）が出ました。この研究が行われた当時は、ガンとストレスの因果関係が解明されていなかったため、たばこや食事に匹敵する原因と思われるストレスは除外されています。そのことから判断しても、５％未満という解釈は妥当ではないかと思われます。

やや古いデータになりますが、世界のガン研究の最高権威といわれる、アメリカＮＣＩ（National Cancer Institute 国立ガン研究所）のレポートがあります。そのＮＣＩが１９８１年に発表したレポートによると、ガンの死亡原因のなかに、遺伝という項目自体が入ってもいません。不明（３％）という項目に含まれるものと思われます。

さらに、栄養学の世界的権威、Ｔ・コリン・キャンベル博士も、「すべてのガンのうち、遺伝子によるものは、わずか2～３％に過ぎない」といっています。彼は、アメリカで40年以上にわたり栄養学研究の第一線で活躍し、「栄養学分野のアインシュタイン」と賞賛されるほどの科学者です。執筆した論文は３００以上。その中でも、「中国農村部の食習慣研究」（チャイナ・プロジェクト）は、健康と栄養に関するものとしては、世界最高峰と評価されています。

双子の壮大な実験

ところで、こういう確率をどうやって割り出しているのか、不思議に思われている人もいるかもしれません。これを科学的に割り出そうとすると、気の遠くなるような調査が必要となりますが、それを実際に行った例が一つあります。ガンの発症原因が遺伝的要因か、それ以外の環境的要因かを、大規模な追跡調査をした双子の研究事例を紹介します。

スウェーデン・フィンランド・デンマークの３か国のグループによる、双子の追跡調査データから、ガンの発症に対しては、おおむね環境的影響が大きいという結果が、世界的に権威ある雑誌「ニューイングランド・ジャーナル・オブ・メディシン」２０００年7月13日号に掲載されました。

この調査研究は、双子という特殊な集団を対象に、一卵性双生児と二卵性双生児で遺伝子の共有度合いが違うことを利用して、ガンと遺伝の影響度を調べたものです。

一卵性の双生児は遺伝子情報が１００％一致しています。対して二卵性双生児は半分の50％

が一致しています。もし、ガンの原因として遺伝の要素が強いということになれば、一卵性双生児が二卵性双生児よりも同一のガンを発症しやすいということになります。

これを調べるために、スウェーデン・フィンランド・デンマークの３か国で、１９５８〜86年に生まれた同性の双子４万４７８８組について追跡調査したのです。うち追跡できたのは９５１２組で、１万８０３人が最低１回はガンと診断されていました。

この研究では、11の部位のガン発症率を調べましたが、そのうち遺伝的要因の関与が確実に存在するとみられたのは、大腸ガン、乳ガン、前立腺ガンの３つでした。双子のうちの１人が75歳までに大腸ガン、乳ガン、前立腺ガンにかかったケースで、もう１人が同じガンにかかったのは、一卵性で11〜18％、二卵性では３〜９％に過ぎませんでした。この数字をみれば、遺伝的要因は小さく思えます。

ただ、この３つのガンで遺伝的要因が関与する割合がどれくらいか推定すると、大腸ガン35％、乳ガン27％、前立腺42％という結果がでました。

「おやっ」と思われるかもしれません。先ほど、大腸ガンが10％前後といっていたわりには多すぎる。乳ガン、前立腺ガンについても、大きい数字に感じます。

しかし、それほど心配しなくてもよさそうです。この報告では、発表された時点（２０００年）で考えられる環境的要因（喫煙、食事、ウイルス、アスベストなど職業的曝露）を分けて分析していますが、それ以降に重要なことがわかってきています。

一つは、第4章で取り上げる、牛乳のガン発症リスクです。牛乳の中に含まれるインスリン様成長ホルモン（IGF－1）という物質が、ホルモン依存性のガンといわれる大腸ガン、乳ガン、前立腺ガンなどのガン細胞を増殖させるというものです。

先の調査研究の対象国、スウェーデン・フィンランド・デンマークは、いずれも牛乳摂取量の多い酪農国です。2001年の資料では、1人当たりの飲用牛乳の消費量で、この3か国が1位・3位・4位を占めています。日本と比較すると、この3か国は平均して約4倍もの量を飲んでいます。すると、この要因だけでも先ほどの35％、27％、42％という数字から大きく差し引かなければならないでしょう。

もう一つ、2000年以前には、ストレスがガンの原因であるとする研究は確立されていません。今では、タバコ、食事内容と並んで、ストレスはガンの原因として認識されています。ストレスと牛乳が原因と思われる数を引いたらそれぞれ何％になるのか、今となってはもうわかりませんが、いずれにしても遺伝的要因は大きくないという事実は動かないようです。

遺伝のように思えてしまうケース

遺伝性のガンは5％未満という割には、親子または3代にわたってガンになっているという例を周囲でもよく聞くのではないでしょうか。私もそういう話をよく耳にします。では5％未満という数字はやはり間違いなのかというと、それでも間違ってはいないのです。5％未満という数字がいかにも少なく感じてしまうのは、次のような原因が考えられます。

一つは、同居することによってガンのリスク要因を、家族内で共有してしまうことです。同じ屋根の下で家族が暮らしていれば、そこではほとんど同じ食事を口にするでしょう。その食事内容が長期的にみてガン体質をつくってしまう場合には、親子共にガンになったとしても不思議ではありません。

また、家族の誰かがタバコを吸っていれば、周りにいる人も、受動喫煙といって間接的に喫煙していることになります。しかも吸い込む煙（主流煙）よりも立ち昇る煙（副流煙）のほうが有害物質を多く含むため、喫煙している本人よりも周囲のほうが煙の害を受けてしまう、ということが報告されています。

それ以外にも、自宅周辺の騒音や、近隣住民とのトラブル、あるいは経済的な問題など、家族全体に共通するストレスを抱えていることもあるでしょう。これらはいずれも遺伝とは関係ないものの、ガンの原因を共有することになります。

またガンそのものの遺伝ではないですが、親子ですから、やはり性格が遺伝してしまうことは多いでしょう。これが遠因となって、ガンになることが多いのではないかと、私は強く思っています。つまり、ガンになりやすい性格というものがあるのです。

実際に私の温熱療法院にお越しになるガン患者さんにも、多くの人にガンに罹りやすい「ある種の傾向」が見られることを感じています。この点については第6章でくわしく説明します。

では、ガンになりやすい性格というのは、後天的にはどうにもならないものでしょうか。たしかに、性格の根底にある部分、たとえば生真面目さや几帳面さといったものはそう簡単には変わらないのかもしれません。それでも、学校、職場、地域社会などでの体験や環境、あるいは出会った人、とくに接触時間の多かった人からの影響で、先天的な性格も柔軟に変化していくものです。自分自身でも、心の持ち方を明るく楽観的にして、生活観、職業観、人生観を前向き志向、未来志向にする努力をしていると、それだけでもガンを大きく遠ざけることが可能です。性格的な遺伝があったとしても、本人の考え方と心構え次第で、十分にガンを乗り越えられるということです。

「私はガンの家系だから……」と思って、本当にガンになってしまうケースの多くは、ガンの遺伝そのものというよりは、食事内容や生活習慣、性格など、ガンを発症する原因を、2代あるいは3代にわたって共有してしまった可能性があります。本当の遺伝は5％未満です。その5％未満も、日頃からの予防を心がけて実践したら、さらに低くなるのではないでしょうか。実証こそできませんが、私はそう思います。

この本で読者の皆様にお伝えしたいのは、ガンの95％以上は遺伝ではなく、予防可能だということです。ぜひ、そのことに気づいてください。そのことを理解してください。

というのも、「ガンは遺伝だから」「仕方がない」「防ぎようがない」と運命論的な態度をとっては、その時点で思考が前に進まなくなり、自らの健康に対する責任を放棄してしまうことが問題なのです。

わが国でガンの予防意識が低いのは、案外こういう思い込みや思い違いが大きいのではないでしょうか。ガンの95％以上は予防できます。まずはそれを信じて、体の転機を迎える40代になったら学習を始めてみてください。

2　「ガンは治る病気になった」は本当？

生存率のカラクリ？

最近、テレビを見ていて気になるコメントを聞きます。

ガンを取り上げた医療・健康関連番組で、司会者やゲストの医師が「ガンも、今では治る病気になった」などとサラッと発言するのです。最先端治療や新しい抗ガン剤の登場でガン治療が進化している、と言いたいのでしょう。

治る病気だったら、べつに恐れることもない。ガンになったらなったで、病院で治してもらえばよい。日頃から神経質になって、あれこれと予防に取り組むこともない。このように考えてしまうのも無理はないかもしれません。こういう楽観的な気持ちも、ガン予防の意識を希薄にしてしまっている一因なのかもしれません。

しかし、この「ガンは治る病気になった」は本当にそのまま信じてよいのでしょうか。統計

表３　初回入院患者の入院歴年別５年生存率の推移（％）

部位	５年生存率　男						
	昭和 37 ～ 41 年 1962 ～ 66	42 ～ 46 年 1967 ～ 71	47 ～ 51 年 1972 ～ 76	52 ～ 56 年 1977 ～ 81	57 ～ 61 年 1982 ～ 86	62 ～平成 3 年 1987 ～ 91	平成 4 ～ 8 年 1992 ～ 96
全悪性新生物	29.5	37.3	40.0	42.5	46.1	52.2	58.1

部位	５年生存率　女						
	昭和 37 ～ 41 年 1962 ～ 66	42 ～ 46 年 1967 ～ 71	47 ～ 51 年 1972 ～ 76	52 ～ 56 年 1977 ～ 81	57 ～ 61 年 1982 ～ 86	62 ～平成 3 年 1987 ～ 91	平成 4 ～ 8 年 1992 ～ 96
全悪性新生物	50.5	54.3	56.3	62.4	65.7	66.6	68.2

国立がんセンター中央病院

では、年々ガンの死亡者は増え続けています。その事実を前にして「治るようになった」と言われても、今一つピンときません。

医学界が「ガンは治るようになった」という根拠の一つに、５年生存率というものがあります。５年生存率とは、ガンの診断や治療を受けた患者のうち、５年後に生存している人の割合のことです。ガンが再発する場合、治療から２～３年以内に再発することが多く、５年を過ぎると再発が少なくなります。そのことから、治療後５年が治ったかどうかの一応の目安となります。病院での一般的な治療成績は、５年生存率が指標になっています。

では実際に５年生存率の見てみると、確かに目覚ましいほどに、この数値は改善しています（表３）。

国立がんセンター中央病院のデータでは、男性では１９６０年代に30％前後であった５年生存率が、１９９０年代には60％近くに上がっています。女性も、50％前後だったのが70％近くまで改善しています。これを見る限りでは、治療成績は確実に向上しているように思えます。

にもかかわらず、ガンによる死亡者は毎年増え続けているのです。この一見すると矛盾するような現象を、どう考えたらよいでしょうか。

これをひも解くには、ここ数十年間のある進化に注目すればわかります。それは最新の検査機器の導入であり、それにともなう検査実績の向上です。たとえばＣＴ検査の場合、日本にはじめて導入されたのは１９７５年です。その後１９８６年には精度がより高いヘリカルＣＴ、１９９８年には４列ＭＤＣＴが開発されています。さらに２００１年には、当初「どんなガンでも見つかる」とうたわれたＰＥＴ検査が日本の医療現場に登場。最近では、そのＰＥＴとＣＴを組み合わせたＰＥＴ－ＣＴ検査も珍しくはなくなっています。

これらの最先端装置が普及した結果、早期のガンが多く見つかるようになりました。そうなると、ガン患者のステージ（進度）の内訳が変わってきます。全体の中で、早期患者の割合が増えていきます。しかも、「微に入り細に入り」の精密な検査を深化させたところ、すぐには治療の必要がない、超早期のガンまで発見されるようになりました。なかには、欧米ではガンと診断されないものまで画像に映る場合もあります。

そのような、ほったらかし（経過観察）でも問題がないものでも、「ガン」と診断しているケースが現実にあります。それも含めてすべての「ガン」を治療していけば、当然5年以上生存する患者数は増えます。おのずと5年生存率も高くなります。いってみれば分母、分子が同数ずつかさ上げされるので、生存率が上がるのは当たり前といえば当たり前です。

このことを踏まえれば、ガン罹患者とガン死亡者はともに増えている。にもかかわらず5年生存率は向上している。だから「ガンは治る病気になった」といえなくもない――この妙な現象のつじつまが合ってきます。

現代医療と代替医療

私が言いたいことは、数字のトリックを解き明かすことでもなければ、検査技術の進化にケチをつけることでもありません。読者の皆様に、ガンが「治る」ということを、あらためて考えていただきたいのです。その場合に大事なことは、一人ひとりの体、個体を中心に判断するということで、「何年間○○だったら～」という、なにか統計学上のサンプルの一つとして考えないことです。

では、なにをもって「治る」といってよいのでしょうか。明確な「治る」の定義でもあるのでしょうか。それを説明するには、通常は病院で行われる現代医療と、私がやっている温熱療法などを含めた、代替医療の根本的な違いを説明しなければいけません。西洋医学と東洋医学という対比もありますが、より理解しやすくするために、ここでは現代医療と代替医療で統一します。

まず多くの人にとってなじみの薄い、代替医療のおもな特徴を抜き出してみます。

①全人的な医療である
病に冒された患部や臓器だけを診るのではなく、身体、精神、心、霊性という四つからできているものとして人間をとらえ、それら全体を治療の対象としてみる。

②自己の免疫力や自然治癒力を利用する
もともと患者に備わっている免疫力や自然治癒力を最大限に引き上げることで、結果として病巣を追い込んでいく。

③身体にやさしい医療である
患者の体を傷つけない。そして副作用の苦痛がなく、極力患者の体に負担をかけない。

④予防を重視する医療である
病気にならない身体を目指すという点で、ある意味これが代替医療の目標である。

⑤利用者が積極的に関わって実践し、継続する医療である
医師に治してもらうという依存型ではなく、行って継続するのは自分であるという意識をもって実践する。

この中でも、代替医療の代表的な特徴は、病気を部分的にではなく全体としてとらえる、と

いうことでしょう。人間の体というのは、血管やリンパ管、神経によって一つにつながれています。体の一部だけの治療をしても、病気全体に医療を施してはいないということです。

これに対して、現代医療の特徴は概ねこの逆であるといっていいでしょう。

①局所的、対処的におこなう医療である。
②免疫力や自然治癒力はほとんど顧みない。
③外科治療などは患者を傷つけてしまう。また抗ガン剤や放射線治療など、激しい苦痛と副作用を伴うものがある。
④予防に活用する医療ではない。
⑤常識的には、利用者が積極的に関わりたい医療ではない。

このように表現すると、現代医療はネガティブなイメージばかりになってしまいますが、決してそんなことはありません。昔は結核、インフルエンザ、コレラなど、ウイルスや細菌による急性感染症をもたらす病気は非常に死亡率が高く、多くの人が命を落としていました。しかし、ワクチンや抗生物質が開発されると、あらかじめ体に抗体をつくることが可能になり、あるいは感染しても薬により殺せるようになりました。その結果、死亡率は激減しました。平均寿命が戦後劇的に伸びたのは、この現代医療の功績が大きいといってもよいでしょう。

急性感染症をはじめ、外科手術、すぐに手当てを必要とする急性疾患、そういったものに対して現代医療は功を奏します。

ガンは慢性病で全身病

では、ガンの場合はどうでしょうか。ガンは急性疾患でしょうか。ガンはある日突然、体のある場所にポンと発生するものでしょうか。ある日突然に激痛が走って、検査をしたらガン細胞が見つかった、というケースはよく聞きます。その場面だけ切り取ると、急性病のようにも見てとれます。

ただ、事実はまったく違います。検査で診断できるガンの大きさは、概ね直径1センチくらいからですが、これは1つのガン細胞ではなくて、直径1センチの場合は約10億個のガン細胞の塊です。ということは、顕微鏡でも見えないような1つのガン細胞から始まって、それが分裂増殖を繰り返して10億個くらいになり、やっと検査で発見される大きさになるのです。

その1つのガン細胞が10億個、つまり直径1センチくらいの大きさになるまでには、約10〜20年かかるといわれます。つまりガンという病気は、長い年月の食事内容や生活習慣の乱れが積み重なった、その結果です。ある日突然に激痛が走るのは、ガンはある程度進行しても症状が現れないケースが多いからで、突然ガンが発症したのではありません。

ガンは急性病ではなく慢性病です。それ以上に重要なことは、ガンは慢性病であるだけでなく、全身病でもあるということです。ガンになった人は、悪しき食事内容や生活習慣が長く続いたことで、体質つまり体全体の健康レベルが低下しています。これをガン体質といいます。検査で見つかったガン細胞は、その病気のすべてではなく一部です。あくまでも氷山の一角です。

ところが、現代医療によるガン治療とは、原則としてこの氷山の一角を対象としたものになります（白血病など全身を対象とするガン治療も例外的にあります）。

現代医療での「治る」とは、目に見えるガン細胞の治療が失敗なく終了することを意味します。具体的にいうと、ガン細胞を手術で切除する、放射線治療で焼く、化学治療（抗ガン剤）で殺す、ということです。しかし、氷山の一角だけを切って、焼いて、殺して、それで本当に一件落着といってもよいのでしょうか。

本当の治るとは

賢明な読者の皆様は、すでにあることに気がついているかもしれません。「それで再発しないのか」と。再発率に関するデータは乏しいのですが、乳ガンや大腸ガンでは最初の治療後に3〜4割の人に再発・転移があるといわれていて、肺ガンになると確率はさらに高くなります。いったいなぜ、「治った」というのに再び発症するのでしょうか。

もう、おわかりだと思います。「治った」といっても、それは画像検査などで発見されたガン細胞、つまり「見える部分」を取り除いただけだからです。

そのガン細胞を生み出してしまったガン体質は、何一つ変わっていません。根本の部分に手をつけていないから、いずれ時間がたてば再発してしまうのです。根本の部分は手をつけずそのままにして、それでも本当に「治った」と解釈して安心してしまう。そして、また以前の悪しき食事や生活習慣、あるいは激務やストレスをともなった以前の職場に復帰する。それがどういう結果を招くか、ということです。

ガンが再発する多くの例は、このパターンであると思っています。そして再発してしまうと、最初の発症と比べると生存率が下がってしまうのは、多くの人がご存じでしょう。せめて最初の治療が終わって退院するとき、次のようにアドバイスしてくれる医師がいれば、と思うことがあります。「見えるガン細胞は取り除いたけど、ガン体質であることは何も変わりないので、食事の内容や生活習慣を一から見直してください」と。

しかし、実際に患者さんが聞かされるのは、ほとんどの場合、次のような言葉です。「もう治ったから、何を食べてもいいですよ」とか「もう治ったから、元の生活に戻ってもいいですよ」。私の温熱療法院にお越しになる多くのガン患者さんが、この言葉を聞いています。

この言葉を鵜呑みにすると何を招くのか、もう読者の皆様はご理解いただけたでしょう。

それでも、画像に映ったガン細胞を取り除く、氷山の一角を削ってそれを「治った」というのであれば、それはそれでいいでしょう。ただそれは、本当に安心できる「治った」というようには程遠いものだと知るべきです。

本当に安心できる「治った」は、時間をかけてつくったガン体質を、時間をかけて元に戻したことをいいます。再びガンが発症しないような体につくり変えることです。それは、5年、10年、いや、それ以上の長期戦になります。もちろんそれは、医師や治療家など、ほかの誰かがやってくれるものではなくて、患者さん本人がしなければいけないことです。

「ガンは治る病気になった」ようなので、もう安心。不摂生しても大丈夫。この油断が大きな災いになることに気づかれたでしょうか。

ガン治療は、以前も現在も大きくは変わっていません。変わったのは、検査技術の進歩により、早期あるいは超早期のガンが発見できるようになったことです。

ある程度進行したガンの場合は、死亡率はほとんど改善されていません。もちろん、ガンはけっして不治の病ではなく、代替医療や自己努力を粘り強く続けて、治している人はいくらでも存在します。ただ、それには根気のいる長い闘いを余儀なくされます。時間や金銭面も含めて、さまざまな代償も伴います。

だからこそ「それを回避するために予防しましょう」と、この本では呼びかけているのです。ガンの予防といっても、ガンを治すことや再発の予防に比べればかなり緩やかですし、楽な気持ちで続けられます。

ときどきはステーキやケーキなど好きなものを食べても、大きな問題はありません。ちょっと仕事で無理をしても、強いストレスを抱えても、それが長期にわたって続くのでなければ心配はいりません。食事の8割前後は体に良いものを摂ること、タバコは吸わないこと、無理やストレスも度が過ぎることには気をつけていれば、ほとんどのガンは予防できるはずです。

3「平均寿命は伸びている」は本当？

世界一の数字の真実

厚生労働省が発表した2010年簡易生命表によると、同年の日本人の平均寿命は、男性が79・64年、女性が86・39年で、世界一の長寿国です。男女別にみると、男性は4位、女性は1985年から26年連続で首位を維持しています。

世界一は素晴らしいことに違いありませんが、平均寿命は長寿の人も超長寿の人も、短命の人も超短命の人もすべて含めての平均値です。一人ひとりが何歳まで生きるかということは、平均寿命とはあまり関係ないわけで、せいぜい参考データ程度の意味合いしかありません。それでも多くの人は、「平均寿命が世界一、さらに伸びた」といわれると「では自分も長生きできるに違いない」と錯覚します。

世界一の言葉の前には、予防意識も食生活の見直しも、影が薄くなってしまいます。世界一の栄誉には、そのようなものを吹っ飛ばす力がありそうです。

「医療サービスは世界最高水準だから、治らない病気も治るようになった。経済大国になり生活が豊かになったので、栄養価の高い食事を摂ることが可能になった。よって、この高い平均寿命になった」のであれば、まことに喜ばしいことですし、日本国民として誇らしく思うでしょう。

しかしながら、すでに述べているように、ガンの罹患者数、死亡者数ともに急上昇中。もちろん、ガンに限らず有病率（人口当たりの病人の率）は年々上昇し、医療費も増大する一方です。また、前節で説明したように「ガンは治る病気になった」といえる医療水準があるのかについても、どうも疑わしい。

本当に平均寿命は伸びているのか。平均寿命が世界一ということは健康水準も世界レベルなのか。そういう素朴な疑問を、皆様は持ったことはありませんか。

その謎解きの前に、平均寿命の意味を正確に知っていますか。平均寿命の数値はどうやって求めているのかご存知ですか。平均寿命とは、その年に生まれた人が生存できると期待される年数、つまり新生児の平均余命のことです。

もちろん平均寿命の計算式もあるにはありますが、これは、かなり数学に強い人でなければ理解できません。そこで平易な言葉で説明すると、一年間に亡くなった人の平均年齢を算出し、この数値を新生児に当てはめた、といっていいでしょう。だとすると平均寿命とは、その実体は平均死亡年齢ともいえます。

平均死亡年齢を押し上げる要因はなにか。高齢者の死亡年齢が高くなれば、もちろん平均死亡年齢も上がります。が、実際には、それ以外の要因が平均死亡年齢を大きく上昇させています。

２０１１年9月1日付のイギリスの医学雑誌『ランセット』で、日本の保険医療の特集が組まれました。その中で、日本の長寿世界一の背景として、１９５０年代から60年代初めにかけての感染症による死亡率の急減、減塩や降圧剤による脳卒中死亡率の低下を挙げています。

感染症については、前節でも触れました。かつては、結核、インフルエンザ、コレラなどの急性感染症で多くの人が命を落としていました。しかし、ワクチンや抗生物質が開発されて、そのほとんどが救われるようになりました。

脳卒中は、１９８１年にガンに追い抜かれるまでは、長らく死亡率1位の疾患でした。これが、１９６５年をピークに下降の一途をたどり、現在はピーク時と比べると6割前後に落ち着いています。

世界一のもう一つの実態

さらに新生児、および乳児の死亡率の減少が、平均死亡年齢を大きく引き上げます。日本の乳児（生後1年未満）死亡率は戦後、劇的な減少傾向をたどりました。２００７年の乳児死亡率は０・26％で、１０００人のうち２・６人ということになります。１９４７年の78人、１９

図４　乳児死亡率（出生千対）の国際比較

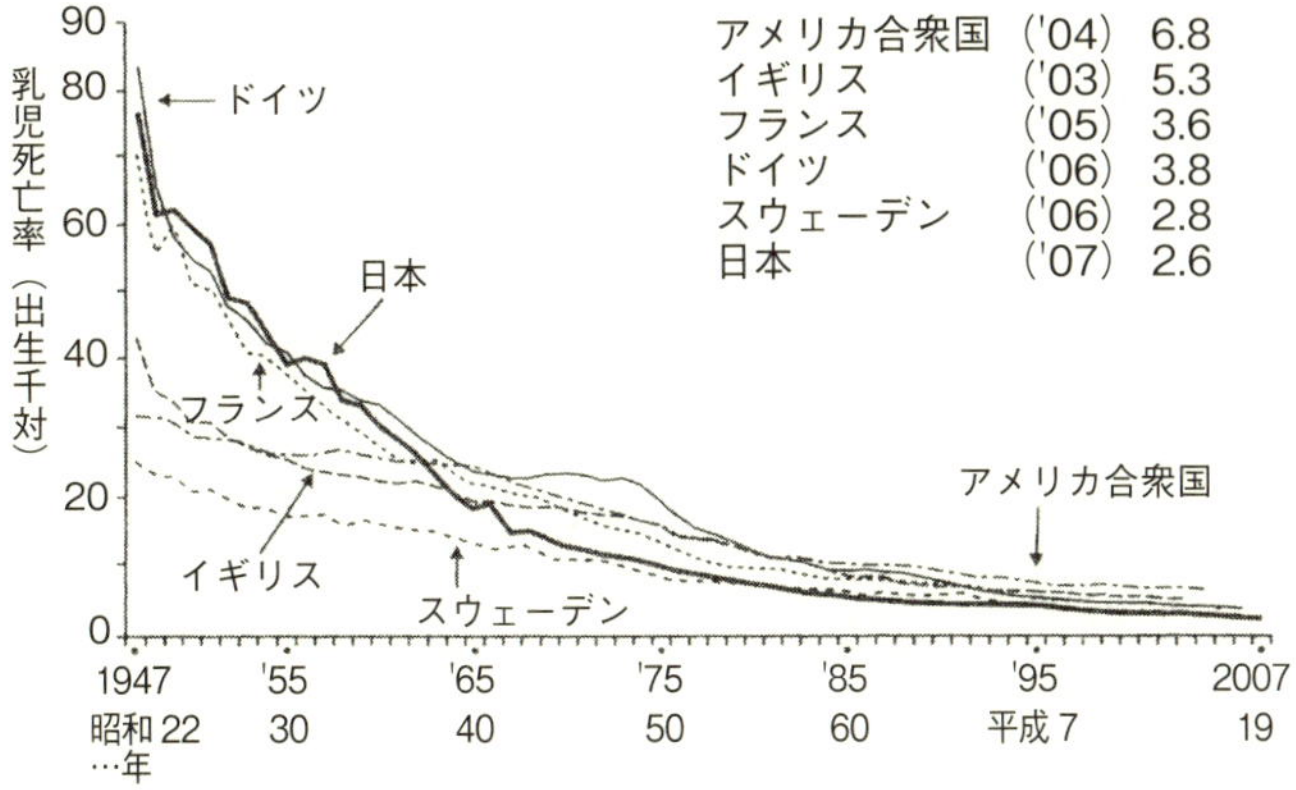

アメリカ合衆国	('04)	6.8
イギリス	('03)	5.3
フランス	('05)	3.6
ドイツ	('06)	3.8
スウェーデン	('06)	2.8
日本	('07)	2.6

資料：厚生労働省「人口動態統計」
WHO「World Health Statistics Annual」
UN「Demographic Yearbook」
UN「Population and Vital Statistics Report」

７５年でも10人であることを考えると、驚異的な、そして喜ばしい激減であるといえます。

図４をご覧ください。この１０００人あたり２・６人という数字は、国際比較してみても、アメリカ（04年）の６・８人、イギリス（03年）の５・３人など、先進国のなかでも極めて低いのです。１９５０年代の日本の乳児死亡率は、世界の先進国の平均と比較しても高くないことがわかります。ところが、60年代で追い越し、70年代以降は引き離しにかかっていることがわかります。

これは、わが国の新生児救命医療の進化の結果であり、この点においては世界最高水準の医療サービスであるといってもよいでしょう。率直に敬意を表するとともに、

図５　妊産婦死亡率の推移（1950〜2005年）

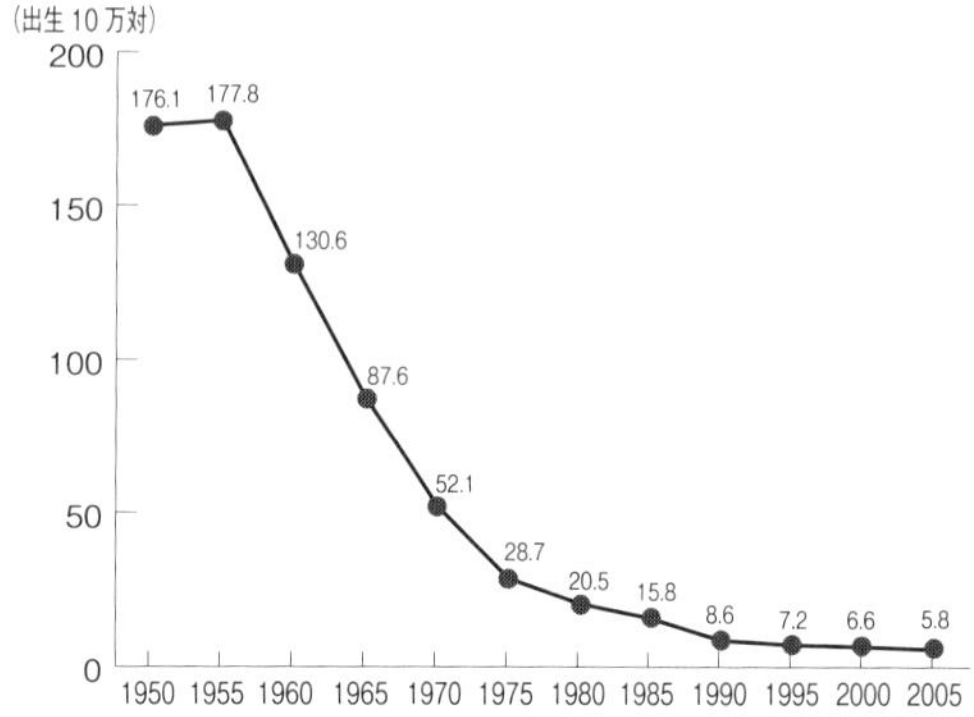

厚生労働省　平成18年人口動態統計

悲しすぎる新生児の死が激減したことを、とてもうれしく思います。

もう一つ、日本の女性にも敬意を忘れないように、重要な補足を加えておきます。図５の、１９５０年から２００５年までの妊産婦死亡率の推移を見てみると、死亡率が激減しているのが一目瞭然でわかります。これは、産科医療が進化して、妊産婦の死亡が戦後著しく減少したと推測できます。今でもそうですが、とくに昔の10代終わりから40歳前後の女性は、自分の命の危険を冒してまで子孫を残してきたことがわかります。感謝と尊敬以外の何ものでもありません。

感染症や脳卒中による死亡者の減少や新生児、乳児の医療、あるいは産科医療が進化する一方で、脳卒中を除く中高年の生活習慣病に対する医療は足踏み状態のようです。ガンを含めた心臓病などの生活習慣病は、長年の食事内容や生活習慣の乱れが引き起こした慢性病であり、全身病です。このような病気に対しては、対症療法、局所療法の現代医療では、一時的に治ったかのようには見えても、根本的な治癒に至ってはいません。死亡数1位と2位のガン、心臓病で死亡原因の半分近くを占めるのですから、生活習慣病に対する医療が高齢者の死亡年齢を引き上げているとは到底思えません。

こうやって見ると、わが国の平均寿命世界一は、高齢者がますます長生きして天寿を全うするようになったというよりは、若年死や新生児、乳児の死が減少したことによって数値が引き上げられたことが分かります。

もう一点、平均寿命とは直接は関係ありませんが、見逃せない問題があります。長寿世界一とその実態との乖離を生み出しているものに、寝たきり人口の増加を忘れてはいけません。厚生労働省の推計によると、２０１０年の寝たきり人口は約３９０万人といわれています。日本の総人口の約３％です。介護医療は年々進化し、介護福祉制度も充実してきました。そこに運動不足などの要因が加わって、寝たきりを含めた介護が必要な人が毎年増えています。

健康寿命という言葉をご存知でしょうか。２０００年にＷＨＯ（世界保健機構）が公表した言葉ですが、平均寿命から自立した生活ができない介護期間を差し引いた年数のことです。

２００４年のＷＨＯ保健レポートによると、日本人の健康寿命は75・0歳で、当時の平均寿命とは6・9歳の違いがあります。これが日本の長寿世界一の隠れた一面でもあります。

介護年数を平均寿命の範囲から外せ、とは言いませんが、寝たきりでもいいから一年でも長生きしたいと思っている人は多くはないでしょう。長生きしたいと願っている人の多くは、あくまでも健康で、最後まで自立した生活を過ごしたいと希望しているはずです。そして時が来れば、静かに苦しむことなく往生したい、と願っているのでしょう。

そう考えると、この寝たきり人口の増加という問題は、平均寿命について今一度考え直す契機ではないでしょうか。少なくとも「平均寿命が伸びているので、私も健康で長生きできそう」と単純に思い込むのは早計のようです。

カギは水と空気と食べ物

人の寿命に関して、私はある鮮烈な記憶をもっています。

何年か前のこと、佐賀県神埼市の吉野ヶ里遺跡公園内にある資料館で、弥生時代の人々のくらしに関する展示を見たときのことです。ある説明パネルのなかに驚くような一文がありました。当時の高齢者は90歳から１００歳、人によってはそれ以上生きたというもの。弥生時代の平均寿命は推定で30歳前後といわれています。いくらなんでも１００歳はつくり話だと思ったのです。

しかし、当時の食べ物を説明した別の展示パネルを見て、ある程度納得することができました。弥生時代には米と生野菜を主として食事にしていました。精米技術などない時代でしたから、米は胚芽と糠を含んだ栄養たっぷりの玄米になります。しっかり噛んで食べたのでしょう。野菜はもちろん自然のもの。農薬や化学肥料など存在する時代ではありません。しかも生食なので、加熱すると壊れる酵素やビタミンなどもしっかり摂取できます。添加物や化学調味料などあるはずもありません。水も空気も澄んでいます。気候も温暖で過ごしやすい。

じつは、弥生時代よりもさかのぼって紀元前４００年ころ、医聖ヒポクラテスは次のようなことを言っています。

「病気の原因は、吸う空気、飲む水、食べる食物のなかにあり、空気、水、食物を正せば、本来備わっている自然治癒力によって病気は治る」

このように考えると、自然な食事ときれいな環境のなかで暮らしていた弥生時代の人びとが、大きな病気もせずに１００歳まで生きたとしても、なんの不思議もないのです。新生児や乳幼児の死亡率は高かったでしょうし、疫病や戦で命を落とした人も多いので、平均寿命は短かったでしょう。しかし、それらを免れた老人の寿命は、けっして短くはなかったと推測できます。

もし、弥生時代から現代にいたる老人の死亡年齢の推移という統計があったとしたら、この２０００年以上、大きくは変わっていないかもしれません。もしかすると、現代よりも弥生時代の方が、より自然な環境の中で老人は長生きしたのではないでしょうか。弥生時代も現代も、長寿の秘訣は基本的に変わっていないような気がします。

いずれにしても、その時代の平均寿命のデータと個々の一人ひとりが長生きできるかどうかは、まったく別の問題として考えた方がよさそうです。

第2章　本当の安心とは

1　ガン検診を受けていれば安心って本当？

デメリットもあるガン検診

まずは、ここの結論から述べさせていただきます。

・ガン検診によって、一定数の早期ガンが発見されており、それによってガンによる死を免れている人がいることは事実。
・しかし、ガン検診による圧倒的な不利益も存在し、プラスマイナスの判断はむずかしい。
・少なくとも、ガン検診によって全てのガンが早期で発見されることはないので、ガン検診を受けていれば安心ということはありえない。

何かわかりにくいですね。わかりにくいのです。

　ガン検診が是なのか非なのかと問われると、黒か白かというようにハッキリと結論がつくというものではなく、さまざまな要因が絡み合って、非常にわかりにくくなります。さまざまな要因、圧倒的な不利益とは何でしょうか。

　国立がん研究センターのホームページを見ると、「ガン検診のデメリット」という項目で、次の４点を明記しています。

①ガン検診でガンが１００％見つかるわけではないこと。
②結果的に不必要な治療や検査を招く可能性があること。
③検査に伴う偶発症の問題。
④受診者の心理的影響。

意外と多い見逃し

①「ガン検診でガンが１００％見つかるわけではないこと」

　これは、いわゆる見逃しや検診対象以外のガンを指します。

　現状、日本では５つのガン検診が推奨され、市町村を中心に行われています。５つとは、胃ガン、子宮頸ガン、大腸ガン、乳ガン、肺ガンです。一般的にガン検診といった場合、この５つを指します。

図6　検診等を受けなかった理由

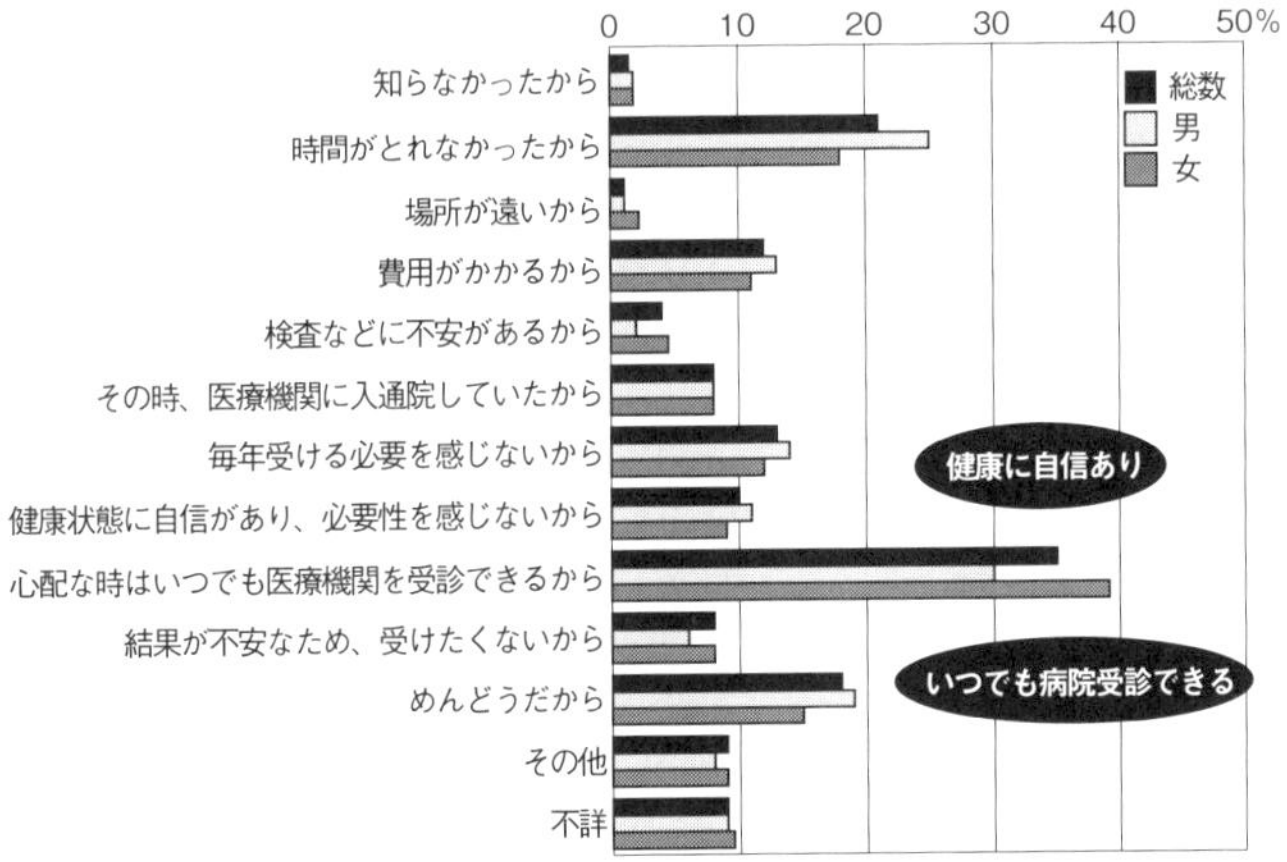

出典：『平成16年国民生活基礎調査』（第4巻15表、複数回答、55～64歳）
（注）がん検診のみではなく、健診（健康診断や健康診査）や人間ドックを対象にした質問

ところが、この5つのガン検診の受診率は、せいぜい10％から20％程度にとどまっています。ガン検診の受診率が低いのは、検診の意味を正しく理解していない人が多い、ということが調査から読み取れます（図6）。検診を受けなかった理由として、「心配な時はいつでも医療機関を受診できるから」が、断トツで一番です。つまり、症状が出た時に病院に行けばよいと考えているのでしょう。

しかし、そもそもガン検診は、そのような症状のない健康な人が対象です。意外なことに、このことはあまり知られていません。症状のない段階でのガンは、発見されたとしても進行していない確率が高くなります。進行する前の早期のガンを発見するのが、ガン検診の狙いです。症状が出てから受診するのは、もはや検診ではなく検査であり診療です。

ですから、もっと多くの人がガン検診を受診したら早期発見の数も増えるので、ガンによる死亡者数も減るはずである、というのが医療機関側の主張です。

では、この５つのガン検診は万能なのでしょうか。

比較のために海外のガン検診に目を転じてみると、やや事情が違ってきます。今、世界中で行われているガン検診は、子宮頸ガンの細胞診、乳ガンのマンモグラフィ、大腸ガンの便潜血検査の３つだけです。理由は明確で、死亡率を下げられることが科学的に証明されているのは、この３つだけだからです。

胃と肺（胸部）のＸ線検査や喫煙者の喀痰《かくたん》検査は、わが国固有のものです。この２つは、死亡率を下げるという意味において有効性は認められない、と考えるのが世界の大勢です。

肺（胸部）のＸ線については、もともと結核を調べるための検査で、ガン検診が目的ではありません。皆様も、胸のレントゲン撮影を子どもの時に受けていたと思います。まさか、あれが肺ガンの早期発見のためにやっていたならば、ちょっと滑稽ですよね。

さらに、Ｘ線検査で異常が発見された場合に行う、胃の内視鏡検査や肺のＣＴ検査。これらについても、死亡率を下げるという点では有効性は分かっていません。

大腸の便潜血検査、つまり検便は通常２回分を提出します。大腸内にガンがあれば出血があるはずですので、陽性反応を示します。しかし、この検査で見つかる大腸ガンは進行ガンで4分の3程度、早期ガンでは半分にも満たないといわれています。痔を持っている人の場合は、便潜血検査はあてになりません。

乳ガンのマンモグラフィは、日本では2000年から50歳以上の乳ガン検診に導入されました。2004年には対象者が40歳以上に引き下げられ、2年に1回の検診を推奨しています。ところが、欧米のほとんどの国では、今でもマンモグラフィ検診は50歳過ぎからです。それは欧米が遅れているからではなく、次の理由によります。マンモグラフィは二次元、いわゆる2Dの画像です。もしガン細胞が存在していたとしても、それが乳腺組織の裏に隠れてしまったら、二次元画像に映らなくなります。40代の場合には乳腺密度が比較的高く、受診しても見逃しという結果になる場合が多くなります。であるならば、後述する検査のデメリットと、早期発見のメリットを天秤にかけてみて、欧米では「50歳からが妥当である」と考えたものと思われます。

見逃しはマンモグラフィだけではありません。CTはもちろん、「どんな微小なガンでも見つかる」と一時はいわれたPET検診でも、じつは見逃しだらけであったことが判明しました。これは、国立がんセンターの内部調査で明らかになったものです。同センターが2004年2月から1年間に実施したガン検診で、約3000人が超音波、血液、内視鏡CT、PETなどの検査を受けたところ、150人にガンが見つかりました。

ところが、その１５０人のうちＰＥＴでガン判定をされたのは、全体の15％にあたる23人に過ぎませんでした。残りの１２７人のガンはそれ以外の検査で発見されたもので、ＰＥＴでは検出できませんでした。

なかでも、死亡率トップ３である、胃ガン、肺ガン、大腸ガンの検出率は著しく低かったようです（胃ガンは22人のうち、わずか１人）。それ以外にも、急増中の前立腺ガンもＰＥＴではわかりにくい臓器ですし、腎臓と膀胱は元来ＰＥＴができない箇所です。

そして当然のことですが、人が罹るガンというのは、ガン検診に推奨されている胃ガン、肺ガン、大腸ガン、乳ガン、子宮頸ガンだけではないということです。たしかにこの５つは、いずれも罹患率の高いガンではありますが、すべてではありません。

私の温熱療法院にも、食道ガン、肝臓ガン、膵臓ガン、胆のうガン、腎臓ガン、膀胱ガン、前立腺ガン、子宮体ガン、卵巣ガン、喉頭ガン、甲状腺ガンなど、５つ以外のガンを患った人も来院されています。これを目の当たりにしていると、ガン検診の限界が見えてしまうと同時に、検診に頼ることの心もとなさを感じてしまいます。

それでも「たとえ見逃しがあったとしても、少しでも早期ガンが発見される可能性があるのならば、受けないより受けたほうがよいのではないか」という人がいるかもしれません。

しかし、ガン検診は、受けてしまったばかりに不利益を被るケースもあります。

ガンの診断はむずかしい

②「結果的に不必要な治療や検査を招く可能性があること」

これは、偽陽性といわれる診断結果や、治療の必要のないガンが発見されることを指します。先ほどのマンモグラフィには、見逃しとは対極の過剰診断という問題もあります。過剰診断とは「異常は見られるが、実際にはガンではない良性の病変」をガンと診断していることを意味します。

これについては、２００９年11月に、国際的な医学雑誌『ブリティッシュ・メディカル・ジャーナル』に、驚くべき調査結果が報告されました。その内容は、「イギリス、オーストラリア、スウェーデン、ノルウェーでのマンモグラフィによる検診データを評価したところ、見つかった乳ガンの52％は過剰診断であった。そこから上皮内ガンを除いても、35％は過剰診断であったと推定される」というものです。

上皮内ガンとは、上皮と呼ばれる口腔、食道、胃、大腸など消化器系臓器や、膀胱や子宮、乳房、肝臓、腎臓などの臓器の表層にある、粘膜の最表部を覆う細胞にとどまるガンのことです。

この上皮内ガンは転移の恐れはなく命にかかわらないため、欧米ではガンとはみなしません。ところが日本ではガンと診断され、「早期で見つかってよかったですね」などと言われて、ほとんどの場合は手術になります。もともと治療する必要もないガンなので、成功するのは当たり前です。それでも主治医に「ありがとうございました」と深々とお礼をして、一命を取り留めたことに胸をなでおろすのが、日本の病院で見られる光景です。

上皮内ガン以外にも、高齢者の早期前立腺ガンなど放っておいても命を奪われる心配のないもの、つまり治療の必要がないガンがあります。ガン検診では、そういうガンが多く見つかることが珍しくありません。

そのようなガンが見つかって治療を受けたときは、その治療は無駄になります。ほとんどの場合には一定の副作用がありますし、数は少ないですが死亡する確率がゼロではありません。早期で発見されればされるほど、必ずしもよい検診とは言い切れないのです。むしろ、あまりにも早期で発見された場合にこそ、気をつけなければいけない注意点があります。日進月歩で最新の検査機器が開発されていますが、よく見つかる検診ばかり追い求めていくと、思わぬ不利益を被ることもあるのです。

これが、もう一つのガン検診の隠れたデメリットです。

検診のことを、医学用語ではスクリーニングといいます。スクリーニングとは、「ふるいにかける」という意味です。ガン検診は、症状のない健康そうな人から「ガンがあるらしい人」を選び出すのが目的です。そのため、大多数の本当に健康な人に「ガンであるかもしれない」という、誤った判定をしないことが求められます。

このときに重要になってくるのが、スクリーニングのふるいの目の大きさです。この目は大きすぎてもダメ、小さすぎてもいけません。目が大きすぎると、ガンの人が引っかからずに滑り落ちてしまう、いわゆる見逃しが発生します。逆に目が小さすぎると、健康な人に無駄なコストや精神的な苦痛を与えてしまいます。しかしながら、大きすぎず小さすぎないふるいの目は、いうほどに簡単ではなく、医療現場でも試行錯誤を重ねながら実施しているのが現実です。なぜ、目の大きさを確定するのがむずかしいのか。それは、一筋縄ではない検査結果の区分にあります。

ガン検診の結果は、基本的には陰性か陽性の2つです。しかし、この中に偽陰性とか偽陽性というきわめてグレーな診断が含まれていることが、現場を悩ませています。

偽陰性とは、ガンがあるのに陰性と結果がでること。いわゆる見逃しです。逆に偽陽性とは、ガンがないのに陽性と結果がでること。この場合は、その後に受ける精密検査は無駄になるか、最悪の場合には本当にガンと診断されてしまうケースもあります。

ガン検診では、偽陰性を少なくすることが重要であるので、一定程度の偽陽性を許容しているのが実状です。これが、ガン検診の隠れたデメリットの一つです。

偽陰性や偽陽性のようなグレーな診断が、どうして存在するのか。それは、ＣＴ検査などの画像診断は、その判定が非常に困難だからです。皆様は、ガン細胞はハッキリとした輪郭をもち、画像を見れば誰でも判別できるもの、と思っていらっしゃるでしょうか。

実際は違います。私はスライドや本の中の写真でしか見たことはありませんが、「ここだ」

と矢印が示してあっても、どれなのかよくわからない場合があります。ガン細胞はそのくらい「ぼやっと」したものなのです。

というのもガン細胞は、細菌やウイルスとは違って外からやってきた異物ではなく、正常細胞が変異して発生したものだからです。今までのガン研究で判明しているのは、正常細胞とガン細胞の違いはほんのわずかに過ぎないということです。

画像診断でガン細胞かどうかの判別がむずかしいのは、無理のないことです。

じっさいに画像を見て診断する医師でも、ガン細胞かどうかを判別するのはむずかしいようです。相当キャリアを重ねている医師でも、しばしば迷うことがあります。

じつは、この画像診断を専門とする、読影医という専門職が存在します。が、日本では読影医が絶対的に不足していて、読影医が常勤していない病院が多いのが実状です。その場合は、読影を専門とはしていない医師が診断することになりますが、これが画像診断を一層むずかしくしている原因になっています。

もちろんガン検診の結果は、偽陰性や偽陽性ばかりではありません。検診の結果が陽性であり実際にガンがある、いわゆる真陽性の場合があります。その後、精密検査でガンが確定したときには、ほとんどの場合は治療に移行します。検診を受けていなければ、ますます進行して命を奪われていたようなガン。それがガン検診で発見されて、早い時期に治療を受けることができれば、受診者にとって大きなプラスです。これこそがガン検診の最大のメリットです。

ガン検診の放射線被曝

③「検査に伴う偶発症の問題」

これは主に、放射線被曝によるガンの誘発のことです。

放射線被曝は、長いあいだ多くの人にはなじみの薄い問題でしたが、２０１１年の東京電力福島第一原発事故の放射線被害で、一気に国民の関心の的となってしまいました。

メディアには、放射線を測定する単位であるミリシーベルトとかマイクロシーベルトという言葉が、突如として現れました。じつは、私がやっている琉球温熱療法の施療では、このマイクロシーベルトという単位が身近な存在です。ラジウムという低線量の放射線を測定するときに使います。

同じ放射線でも、ごく低線量のラジウムの場合、体に有害どころかさまざまなプラスの作用をもたらします。これをホルミシス効果といいますが、抗酸化作用、免疫力の引き上げ、損傷したＤＮＡ遺伝子の修復、ガン増殖の抑止など、挙げればきりがありません。

２０１２年２月に雪崩事故が起こった秋田県玉川温泉は、全国屈指のラジウム湧出量を誇る天然岩盤浴で知られ、その癒し効果を求めて各地からガンや難病の患者さんが訪れています。

ここでは本題から離れるのでそれ以上の説明はしませんが、このあと説明する医療被曝量の単位は、マイクロシーベルトの１０００倍になるミリシーベルトを用います。１ミリシーベルトは1000マイクロシーベルト、1マイクロシーベルトは0・001ミリシーベルトです。ラジウムは、高濃度といわれるものでも通常10マイクロシーベルト以下。しかも、それは一般的に使われる1時間当たりの数値ですから、いかにきわめて微量なものかがおわかりになるでしょう。いずれにしても、それまでプラスの意味で使っていたマイクロシーベルトという単位が、あの事故によりマイナスイメージになってしまったのは残念でなりません。

では、実際に医療で被曝する放射線量ですが、具体的な数値を見ても感覚的にわかりにくいので、おおよその比較で理解していただければ結構です。

まずは、胸部X線撮影。移動レントゲン車の中でバシャとやるあれが、約0・05～0・1ミリシーベルト。瞬間的な被曝なので、比較的少ない量で済みます。胃のX線集団検診の場合が、0・5～0・6ミリシーベルトで、少し数値は上がりますが、深刻なレベルでもありません。注意しなければいけないのは、バリウムを飲んで行う胃のレントゲン検査。これは約15ミリシーベルトと一気に高くなります。3～5分間ずっと照射しているのですから、それだけの放射線を浴びてしまうのです。

つぎに、CT検査を見ていきましょう。例の原発事故のときに、比較として使われたのが胸部CT検査の例。その胸部CT検査は、約6・9ミリシーベルトです。これが腹部もしくは骨盤CT検査になると、約20ミリシーベルトと3倍近くに増えます。頭部CT検査の場合は約46ミリシーベルトと、胸部に比べて7倍近くにも跳ね上がります。頭部の被曝量が多いのは、厚い頭蓋骨がX線をかなり吸収するために、胸部や腹部に比べて吸収線量が多くなるためです。

　この数値は、機械のメーカーの違いやベッドを動かす速度によっても変わってきますので、あくまでも目安だと思ってください。医療機関の現場では、かなり大きなバラツキがあるようです。

　また実際の検査では、腹部から骨盤とか、胸部から骨盤までを撮影する例があります。その場合の被曝量は、足し算をしていただければわかるでしょう。しかも、造影CTといって、一回撮影したあとに造影剤を静脈に注射しながら、もう一回撮影することが多いようです。すると、被曝量はさらに2倍になります。こうなってくると数値は相当大きくなってきます。ガンの定期検査でも毎月CTを実施できないのは、この被曝量の大きさが理由です。

　では、どのくらいまでが安全で、どのくらい以上が危険なのでしょうか。これについては、専門家や参考資料によってもその境界線はバラバラなので、私にもよくわかりません。それ以前に、なにをもって「安全」なのかがハッキリしていないからです。

　福島第一原発の事故のときに、枝野官房長官（当時）の発表やテレビ番組での専門家のコメントで、気になったフレーズがありました。「直ちに健康に影響するレベルではない」という、あの言葉です。それはそうです。よほど大量の放射線を短時間に浴びない限りは、直ちには健康への影響はないのです。つまり、CT検査やバリウム検査を何回受けても、数か月のあいだに症状が出ることはまず考えられません。

放射線は、被曝してから何年も何十年もあとになって体を蝕んでいく特性を持つ、ということが問題なのです。たとえば、長崎の原子爆弾による白血病発症者数のピークは、投下されてから6年後です（長崎原爆資料館の展示説明より）。60年以上たって白血病に罹ったという人の話も、数年前に聞いたことがあります。すると、導入からの歴史自体が長くないCTや、導入から10年あまりのＰＥＴによる被曝が、安全か安全でないかという結論自体が出ないはずだと、私は思います。

ここで、２００４年1月にイギリスの有名な医学雑誌『ランセット』に掲載された、気になる調査結果をお知らせします。

日本でガンになる人の３・２％は、医療機関での検査被曝が原因で発ガンしたと推定される、という調査があります。これは、英オックスフォード大学が実施した研究で、日本、英米など15カ国を対象にしたものです。Ｘ線、ＣＴなどの検査による被曝量、さらに年齢、性別、臓器ごとに示した放射線被曝量と発ガン率との関係を調べ、検査にともなってガンを発症した人数を推定しました。それによると、日本の検査による発ガンは年間７５８人に及ぶと推定され、それがガン全体の３・２％にあたるそうです。もっとも低かったのはイギリスとポーランドの０・６％で、アメリカは０・９％です。日本は15カ国平均の約２・７倍になっています。

日本がこれだけ高い数値になる理由は意外と単純で、放射線検査の機器と検査回数が圧倒的に多いからです。日本は人口１０００人当たりの年間検査回数が、15カ国の中でもっとも多い

1477回で、平均の1・8倍にもなります。

機器類に関しては、日本は世界に冠たるCT大国であり、2008年の設置台数が約1万1000台と世界一を誇って（?）います。日本の2倍以上の人口を有するアメリカでも、CTの台数はその半分以下です。人口当たりで見ても、日本は人口100万人当たりのCT普及台数が97・3台と、2位の韓国（36・8台）を大きく引き離し、断トツでトップの座についています（OECD Health Data 2010）。

どうして、日本だけが群を抜いて多いのでしょうか。

その背景として、病院同士の競争、つまり患者の取りあいがあるようです。ある病院関係者によると、「CTもない医療機関では患者からそっぽを向かれる」そうです。そこで宣伝のために、中小病院も競ってCTを導入するのです。

しかし、CTは1台で1億円以上もする装置です。導入した以上は、投資額を回収するために数多くの検査をこなさなければ、病院の経営がなりたちません。これが、わが国が検査王国と呼ばれるゆえんであり、「とりあえずCTを撮りましょう」となる理由です。

しかも近年の傾向として、ヘリカルCTやMDCTといった最新鋭の装置が急増しています。最新鋭のCTは、画像の精度が高くなる分、被曝量も増加します。前掲のオックスフォード大学の研究（日本のガンの3・2%は医療被曝が原因と推定される）の調査期間は、1991年から96年ですので、現在では、その確率は2倍以上になっている可能性があります。

医療被曝の話が少し長くなりましたが、「検査に伴う偶発症」には、胃や大腸の内視鏡検査による出血や穿孔（胃壁や腸壁に穴が開くこと）があります。ごく稀にですが、死に至ることもあり、その確率は、専門の学会の報告では胃が0・01％、大腸が0・07％となっています。

検診が生み出す不安や恐怖

④「受診者の心理的影響」

これは検査の結果が出るまでの心理的影響、ストレスのことです。ガン検診には検診そのものが生み出す「ガンへの不安や恐怖」というデメリットもあります。メンタルな部分は意外と見過ごされてしまいますが、診断が出るまでの数週間を、極度のストレスにさらされることは本人にとっては大きな問題です。

ガン検診を受けて「○○ガンの疑いあり」という結果が出ると、次は精密検査に移ります。通常は精密検査まで2～3週間くらいです。精密検査の結果が出るまでの日数を含めると、およそ一カ月前後になります。

その間、要精密検査の人はどのような心理状態で過ごすのでしょうか。「もしガンだったらどうしよう」「まだ死にたくない」というストレートな思いから、家族のこと、仕事のことなど、いろいろ頭を巡って気が気ではないでしょう。さらに家のローンや子どもの教育費といった経済的な問題など、次から次に懸念が湧き出してきて頭を悩ます人もいるでしょう。人によっては、死ぬほどのストレスに見舞われます。

にもかかわらず、精密検査でもガンと診断されるのは、100人中3人程度です。最初の検診からの確率で計算すると、ガン検診を受けた人のうち実際にガンが見つかるのは、なんと1000人中わずか3人か4人程度になります。

要精密検査と判定された人の中で、実際にガンが見つかっている人の割合は、胃ガンで1・53%、肺ガン1・63%、大腸ガン2・35%、乳ガン3・29%、子宮頸ガン4・80%に過ぎません（平成19年度地域保健。老人保健事業報告より）。

つまり、それ以外の95%以上の人は取り越し苦労に終わるのですが、この間の不安や恐怖は取り越し苦労では済まされません。最終的にガンではないと診断されても、この1カ月前後の極度のストレスが、のちのち本当のガンを生み出すことがあるというのです。

予防することが最大の安心

以上、国立がん研究センターも認めている、ガン検診のデメリット4点について検証してみました。

たしかに、ガン検診によって早期のうちにガンが発見され、一命を取り留めた人も少なからずはいるでしょう。それがガン検診のメリットです。ただその一方で、見逃しが多いうえに、過剰診断、不必要な治療、放射線被曝、検診によるストレスなど、圧倒的なデメリットが存在することもまた事実です。

この節の冒頭に、ガン検診のプラスマイナスの判断はむずかしいと書いたのは、そういう理由です。結局のところ、プラスマイナスは人それぞれで違ってくるのかもしれません。食事内容や生活習慣が乱れ、タバコを吸って運動はいっさいせず、いつも緊張してストレスを溜めている。こういう人であれば、プラスの結果になるかは分かりませんが、やはり心配ですので、ガン検診を受けたほうがいいかもしれません。

しかし何回もいうように、ガンはその95％以上は原因がわかっていて、予防が可能な病気です。であるならば、検診に頼ることなく、日頃から予防を心掛けてガンを遠ざけておくことが、もっとも安心で賢いやり方ではないかと思います。検査結果にいちいち不安になったり、ビクビクしたりすることなく、しかも毎日健康で過ごせることとは、何にも代えがたい喜びです。

私はそのように考えます。

2　ガン保険に入れば安心って本当？

ガン保険は健康を保障はしない

近年のガン罹患者、死亡者の急増に歩調を合わせるように、ガン保険に加入する人も増えています。２００６年の調査（生命保険文化センター）によると、ガン保険・ガン特約の世帯加入率は56・4％と、半数以上がガン保険に加入していることになります。たしかにガンの治療は、経済的に重い負担を伴います。ガンの部位や進行度、悪性度によって違いますが、早期でない場合には予想以上の出費になることがほとんどです。とくに患者さんの「予想」を超えるのは、手術したあとの費用です（手術可能な場合）。早期でない場合、術後に化学治療（抗ガン剤）や放射線治療、ガンの特性によっては分子標的薬の投与やホルモン療法などが引き続き行われます。

その治療費に加えて、各種薬剤費、定期検査費も必要です。直接の治療費ではありませんが、脱毛時のウィッグ、リンパ浮腫のリハビリテーションやマッサージの費用もあります。やせてしまったために洋服や下着をすべて買い直すこともあります。

日本では、治療費の負担軽減を目的とした公的医療保険が充実してはいますが、それを使ってもトータルで１００万円を超える高額負担になることは珍しくありません。こういった事情を考慮して、ガン保険やガン特約で不測の事態に備えることを、それ自体否定するものではありません。

ただ一点気になるのは、ガン保険に入れば、それで安心し切ってしまう傾向があることです。たしかに、某大手損保会社のガン保険のキャッチフレーズは「手頃な保険料で一生安心」です。いったい「何が」安心なのか、冷静になって考えてください。この場合の安心は、ガンを発症したときの治療費や入院費、あるいは家族の交通費や食費などの諸費用については心配する必要がない、という意味での安心です。

ガン保険はそれ自体が健康を保障してくれるものではなく、健康を害したときの保障であることは、いうまでもありません。加入しても、ガンそのもののリスクからは解放されません。

もちろん、ガン保険はガンに罹ったときに治ることを保障してくれるものでもありません。治るか治らないかは保険会社の関与するところではなく、病院での治療や、それ以上に自分自身の努力によるものです。「一生安心」とはいっても、それは健康や病気に対する安心ではありません。当然、それを承知の上で加入されているはずです。

ところが、実際に加入手続きが済んでしまうと「これでもう安心」と安堵して胸をなでおろしてしまうのです。不測の事態への備えは万全かもしれませんが、ガンへの備えは何もしてないのに、なぜか安心してしまいます。むしろこの安心のために、肝心のガンに対する予防意識が薄くなっている気がしてなりません。出費の不安からの解消が、逆に脇を甘くしている可能性があります。

私にもそういう経験がありました。30歳の頃、知人から勧められてガン保険に加入しました。当時は、ガンに関する知識は何一つ持っていませんでした。が、さすがに食事は乱れ切っていたし、激務のため生活リズムもムチャクチャです。いつか大きな病気をするという予感はありましたから、一応ということで加入しました。

加入すると案の定「もうこれで安心」となって、予防の二文字など完全に頭から消え去りました。なんの不安を感じることもなく、以前からの乱れた食生活とムチャクチャな生活リズムを、その後10年間続けました。予感はあっても予防はせず、です。あたかも「せっかく保険料を払っているのだから、いつか元を取らなければ」といわんばかりの行動でした。なにか本末転倒ですよね。

加入しても予防が肝心

当たり前のことですが、ガン保険は万が一の時のための保険商品です。ということは、その本質は自動車保険や火災保険のようなものだということです。「せっかく自動車保険料を支払っているのだから、元を取るために事故を起こさなければ」と考える人は絶対にいないでしょう。人や物に危害を加えて補償を受けなければもったいない、などという考えは荒唐無稽です。同様に「いつ火事が起こっても、火災保険に入っているから安心だ」とは、まず考えないでしょう。仮に補償で家屋が再建できても、その中の思い出や記憶の品々まで戻ってくるわけではありません。

では、これらの保険は何のために加入するのでしょうか。

用心しても用心しても、それでも起きてしまう、万が一の事故や火事のための備えではないでしょうか。つまり自動車保険や火災保険は、使わないに越したことはない、使わない方がよい保険です。

ガン保険も、まったく同じです。

予防しても予防しても、それでも発症してしまった、その時の備えではないのでしょうか。したがって、自動車保険や火災保険と同様に、ガン保険も使わないに越したことはない、使わない方がよい保険です。

忘れてはいけないのは、自動車事故も火災も、そしてガンも命を落とすリスクがあることには変わりないということです。これらの保険は命の保障までしてくれない、いう点においても共通です。加入後も用心（予防）しなければいけないのは同じです。

ガンは慢性病です。検査で発見できる直径1センチくらいのガンになるまでに、10～20年かかります。しばらく食事や生活習慣が崩れても、事故や火事が突如として起きるように、いきなりガンと診断されることはありません。

しかし、不摂生をいつまでも続けていると、「ある日突然」ガンを告知されてしまいます。そうならないために、ガン保険に加入しても、日頃の予防が必要であることを忘れないでください。

先進医療は夢の治療ではない

もう一つ触れておきたいことは、各種ガン保険が最近売りにしている先進医療の特約についてです。先進医療特約は、厚生労働省が定める先進医療の技術料を保障する特約です。先進医療と聞けば、最先端の科学の粋を集めた夢の治療法を想像する人もいるかもしれません。しかも、その治療代が数百万円ということですから、今まで治らなかったガンでも治るようになったと思っても不思議ではありません。この巨額の自己負担額を前に断念する人が多いのですが、そうしたニーズの受け皿として、民間ガン保険から先進医療の技術料を保障する特約が登場しました。月々100円前後の上乗せで、その先進医療の保障が受けられるというのですから、相当な人気を呼んでいるそうです。

具体的に先進医療というのは、重粒子線治療や陽子線治療などを指します。重粒子線治療や陽子線治療は、放射線治療が進化したものだと思えばよいでしょう。通常の放射線は、照射すると体の表面での作用が最も大きく、体内に入ると徐々に線量が弱まります。ということは、体表近くの正常細胞を傷つけないように照射すると、ガン細胞に届く頃には放射線は弱くなり殺傷能力も減少します。そうかといって、ガン細胞を死滅させる強さで照射すると、その手前の正常細胞はガン細胞以上に破壊されます。そこが放射線治療の弱みだといわれています。

重粒子線と陽子線は、体内に入ったあと一定の深さで線量がピークになるという性格を持っています。したがって、正常細胞の損傷を最小限に抑えながら、ガン細胞への攻撃効果を最大化することが理論上可能になったのです。

しかし先進医療というのは、あくまでも保険対象にするかどうかを評価する実験段階の医療です。新しい医療技術は未知の領域だらけです。「過去に奇跡の先端技術といわれた医療は惨敗の歴史だ」と指摘する医師もいます。よって、先進医療は保険診療に移行することもあれば、先進医療そのものから外されることもあり、対象となる治療が常に変化します。

ある大手ガン保険のパンフレットを見てみると、「先進医療とは、（中略）厚生労働大臣が定める先進医療をいい、療養を受けた日現在に規定されているもの（中略）。そのため、保険期間中に対象となる先進医療は変動します」という注釈が書いてあります。

治療代が高いから、治る確率も高いとは限りません。重粒子線治療や陽子線治療が高い（300万円前後）のは、治療施設の建設費が200〜300億円と巨額なためです。このため、先に挙げた先進医療を行える病院はきわめて限られていて、一つひとつの医療技術ごとに厚生労働省が認可しています。2012年2月現在、国内で治療可能な施設は、重粒子線がわずか3施設、陽子線が7施設に過ぎません。重粒子線治療や陽子線治療は決して「身近な」治療とはいえないでしょう。

また、先進医療特約に入っていても、ガンになったらまずは標準治療（手術、放射線治療、化学治療）が施されます。先進医療に移行するのは、標準治療で効果が得られない場合です。しかも、ほとんどのガンでは、再発・転移がある場合には重粒子線と陽子線の治療の対象にはなりません。再発ガンの治療で使われるのは、直腸（大腸）ガンが手術後に骨盤内に再発した場合など、ごく一部に限られます。数百万円もかかる先進医療が月々100円前後の保険料でカバーできるというのは、裏を返せば、保障があるとはいえ先進医療を受けられる機会はそう多いわけではなく、じっさいに治療を受ける確率は低いということです。

また、これは当然のことですが、民間医療保険は治療後の後払いが原則です。たとえ数百万円かかるとはいっても、前払いというわけにはいきません。

命のリスクはガンだけではない

ガン保険に加入して安心している人へ、老婆心ながら念を押しておきますと、命を落とす生活習慣病はなにもガンだけではない、ということも頭に入れておいてください。

ガンに次いで死者数の多い、心疾患と脳血管疾患の死亡者数を足すと、ほぼガンと同じくらいになります。一般的には心臓病、脳卒中と呼ばれるこの2つの病気は、発症する場所こそ違いますが、リスク要因は限りなく似通っています。

肺ガンも脳腫瘍も白血病も、「ガン」でひと括りにしていることを考えれば、「血管疾患」とも呼べる、ガンと同じ死亡者数の疾患群がもう一つあると思ってよいでしょう。しかし、こちらの方はガンと比べるとメディアの取り上げる回数や関連書籍も少なく、注目度は今一つです。その分、人々の関心も薄くなります。

それでも、毎年30万人以上の人が亡くなっているのは事実ですし、この2つの疾患についても、ガンと同様に低年齢化が徐々に進行しているのです。

2010年に、読売ジャイアンツの木村拓也コーチ（享年37）が、試合前の練習中にくも膜下出血で倒れ、２０１１年にはサッカー元日本代表の松田直樹選手（享年34）が、同じく練習中に心筋梗塞で倒れ、いずれも数日後に死去されたのは記憶に新しいところです。

「ガンで死ぬのは、必ずしも悪い死に方ではない」という人がいますが、これは次のことを意味します。例えば、今日「末期ガン」と宣告されても、来週や再来週に死ぬことはまずありません。時間は残されているのです。残された時間で、家族、親族や友人、お世話になった人に会うことができます。伝えたいことを言い残す、書き残すことができます。仕事をしている人は引き継ぎをして、「飛ぶ鳥あとを汚さず」に身辺整理もできます。

しかしながら、脳卒中や心臓病で倒れて意識がなくなってしまったら、本人が望むことは何も叶いません。２０１１年2月、会社時代の元同僚で同い年（当時46歳）の男性が脳出血を起こしました。幸い症状が軽く、後遺症もほぼ残らなかったのですが、彼は国内外で事業を拡げつつあるところだったので、もし処置が遅くて事態が悪化していれば、事業やそれに関わる人、あるいは家族はどうなっていたのだろうかと肝を冷やしました。

いいたいことは、脳卒中も心臓病もあなどってはいけない、ということです　実際に両方を合わせた死亡リスクはガンとそれほど変わらないのですから、ガンと同様に予防意識と予防対策もあって然るべきではないでしょうか。もちろん、脳血管疾患や心疾患も、ガン保険とは何の関係もないことは言うまでもありません。それを考えても「ガン保険で一生安心」のふれこみは、いよいよ意味がわからなくなってきます。

この本でご紹介するガンの予防法を実践すれば、脳卒中や心臓病に対しても（95％かどうかはわかりませんが）おおむね予防ができます。つまり、食事や生活習慣の改善、ストレスの低減や運動に禁煙等、ガンも脳卒中も心臓病も、その予防法はほとんどが共通しています。

誤解しないでいただきたいのは、ガン保険はいらないとか、意味がないといっているのではありません。その保険の「安心」が意味するところと、本当の安心の意味するところを取り違えないでいただきたい、といっているのです。

◆コラム　ガン保険のトラブル◆

ガン保険加入後のトラブルでもっとも多い事例は何か、ご存知でしょうか。

答えは、上皮内ガン（新生物）と診断されたときです。上皮とは、口腔、食道、胃、大腸など消化器系臓器や、膀胱や子宮、乳房、肝臓、腎臓などの臓器の、表層にある粘膜の最表部を覆う細胞のことです。この上皮と呼ばれる箇所にとどまるガンを、上皮内ガンといいます。上皮内ガンは転移の恐れはなく、命にかかわることはありません。欧米では、これを治療する必要のないものと見なし、よってガンと診断されません。

日本のガン保険が、アメリカ系資本の商品から広がっていった経緯もあるのでしょう。上皮内ガンと診断されたときに、保険会社（商品）によって保障の扱いが変わってきます。保険会社の約款を見ると、それぞれの会社が採用している「ガン」の基準が明記されています。現在、多くの保険会社が「疾病、傷害および死因統計分類提要ＩＤＣ-10（2003年版）準拠」という世界保健機関（ＷＨＯ）が定めた国際的なガンの統一基準を採用しています。

それによると、ガンとは悪性新生物（＝悪性腫瘍）のことで、ここで問題にしている上皮内新生物（＝上皮内ガン）は、悪性になる前、もしくは悪性と良性のグレーゾーンを含めて用いることが多いのです。そのために、上皮内ガンについては「ガン」と認定されず、まったく保障しないケースもあります。

これがトラブルの元となるのですが、たとえ小さな文字とはいえ、契約書には記述がありますので被保険者はどうすることもできません。せっかく毎月保険料を支払ってきたのに、いざガンと診断されたら何も保障されずに医療費は全額負担になった、と落胆する人は少なくありません。

しかし、常識的に考えて、ガン保険を検討している多くの人が、上皮内ガンのことまで考慮して加入するとは到底思えません。私もかつては、そのうちの一人でした。「これで万が一にガンになっても、お金の心配はなし」と単純に安心しました。まさか診断されても保障されないガンが含まれているとは考えません。

そもそも、ガンに関わる医療従事者を除いた、一般の被保険者が上皮内ガンのことを正確に理解しているでしょうか。ガンになったときには必死で勉強するでしょうけど、健康に問題もない人が、上皮内ガンのことまで調べ上げてガン保険に加入するとは思えません。

昨今は、インターネットによる直販型の保険が増えています。対面での説明はなく、小さな文字で書かれている上皮内ガンの注釈を、見過ごして契約している人が多いかもしれません。もっとも最近では、上皮内ガンもほかのガンも同一の保障をする商品や、他のガンに比べて少ない保障をする商品、あるいは特約として上皮内ガンの保障をする商品も増えています。

どうしてもガン保険に入りたいという人は、上皮内ガンの項目のチェックを怠らないでください。

しかし、よく考えてみてください。上皮内ガンは転移の恐れはなく、命にも別条はないので治療の必要はないと、欧米ではガンとみなされていないものです。だから本来は治療することはなく、「上皮内ガンでよかった」とプラスに考えてもよいのです。

あとは自分自身で、自然退縮といって、上皮内ガンを死滅に追い込むことができます。自然退縮ということがあるのです。食事や生活習慣の改善など、ガン予防のために実践することを、もう一段ハードルを上げて、より徹底して、妥協することなく続ければよいのです。

第II部

どうしたら予防できるのか

第3章……食の大切さを理解する

1　現代食の問題点

食の大切さは理解されない

非喫煙者を前提にすれば、ガンのリスクを最大限に引き上げるのは食生活の乱れです。ガンの95％以上は日頃の生活習慣の中に原因があり、そこを改善すれば予防が可能です。その中心にくるのが栄養であり、食事の内容です。

人間の体は、その人が長いあいだ食べたものからできています。食べたものの内容の違いで体質、細胞の質、血液の質が決まってしまいます。

しかしながら、食べ物こそ大切、食べ物で決まるということは、なかなか理解してもらえません。理解してもらえるのは大病をしてから、いや大病を患ってもまだ理解してもらえないことが、現場では少なくありません。

私自身、食の大切さを痛感したのは、温熱療法を始めて1～2年たってからのことです。

約７年前、開業前に琉球温熱療法院の本部（沖縄県北中城村）で、１ヶ月間の集中研修を受講しました。毎日午前中は、創設者でもある屋比久勝子院長の講習を受けますが、その内容は栄養学に関するものがほとんどで、温熱療法についての話はごくわずかでした。私が期待したのは温熱療法に関する知識やスキル、ノウハウの伝授であったのに、なぜ栄養学ばかりなのだろう、と浅はかにもその時は思いました。

実際には、劇的に体質を改善して、免疫力を上げて病気と闘うためには、温熱療法で外から遠赤外線の熱やラジウムを入れていくだけでは不十分です。体の内側からも、血液や細胞の質を変えていかなければいけません。それが食べ物の質であり栄養であって、この２つの両輪がうまく連動したときに、加速度をつけて体の調子がよくなっていきます。しかし、私はそのことを研修時には理解できず、開業して病気を持った患者さんと数多く接するなかで、やっと身にしみて自分の知識とすることができたわけです。

伝統食ではない現代食

では、現在のわが国の食材や食事内容に、多くの人はなぜ疑問やリスクを感じていないのでしょうか。

戦後生まれ、なかでも今の40代やそれ以降に生まれた人にとっては、現在食べているものはほとんど、子どものときから食べ続けてきたものです。ハンバーグやミートボールに、カレーライス、スパゲッティー、ピラフ、シチューといったカタカナ食が、物心ついたときから食卓にのっていました。パンと牛乳を常食し、ホットケーキやドーナツ、アイスクリームなどがおやつとして登場します。

そういった食事は親が作ってくれたものや、学校給食として出されていたものなので、子どもは安心して食べていました。そして何十年もそういう食事をしていると、いつしかそれが普通の食事となり、それに対して何の疑問も抱かなくなります。いまさら「欧米食は高タンパク、高脂肪でビタミン、ミネラル、食物繊維が少なく……」と言われてもピンとこないのも無理はありません。

しかし、このような欧米食文化は、戦後わずかな期間で日本の食卓に浸透したもので、伝統的な食文化ではありません。生きる根幹である食事の内容が、いったいなぜ、かくも急速に変貌してしまったのでしょうか。

明治以来、日本の栄養学は、ヨーロッパの科学的な栄養分析や効率的な食物摂取の仕方などを手本としてきました。西洋に追い付け追い越せの意気込みでヨーロッパの近代的な栄養学を吸収してきた日本は、戦後になって急速にその普及を進めることになります。

終戦直後の食糧難を乗り切ると、厚生省（当時）は伝統的な日本の食生活よりも、欧米の栄養学に基づく食生活こそ望ましいと考えて、「栄養改善運動」に取り組みました。ご飯に味噌汁、漬物という敗戦国の「貧しい」食事ではなく、パン、肉類、牛乳、乳製品、油料理といった戦勝国の「進んだ」食事のほうが優れているということです。

その流れを強力に後押しして、日本の食卓の様変わりを加速させたのが、昭和30年代から本格的に始まった、アメリカの日本に対する農産物や家畜飼料の売り込み攻勢だったのです。

アメリカは20世紀初頭から、工業大国であると同時に農業大国でもありました。広大で肥沃な農地で、大規模かつ機械化された効率的な農業生産を行ってきました。アメリカで作られた大量の農産物は、第一次および第二次世界大戦では、ヨーロッパやアジア戦線での兵食になりました。日本がアメリカに敗れたのは、兵力や石油資源もさることながら、圧倒的な食糧の差であったといってもよいでしょう。

第二次世界大戦が終わると、国土が荒廃し経済復興の目途すら立たないヨーロッパ諸国に対し、アメリカが経済・食糧援助を行いました。これを通称マーシャルプランと呼んでいます。次いで１９５０年には朝鮮戦争が勃発し、この時も大量の農産物が兵食として消費されました。ところがマーシャルプランが52年に、朝鮮戦争が53年に終結すると、大量の農産物が行き場を失うことになりました。アメリカは突如として余剰農産物を抱えることになり、政府が借りる倉庫代だけでも1日2億円掛かる有様に。なかでも主力農産物である小麦の在庫は、３００0万トンの膨大な量に膨れ上がりました。しかも麦は米よりも傷みが早いため、余剰小麦の処理は、アメリカにとって緊急の課題になりました。

この状況を打破するために、アメリカが余剰小麦のはけ口として目をつけたのが日本でした。

おりしも日本では「栄養改善運動」の取り組み中であり、日米双方の利害がうまく一致しました。しかも輸入される農産物は事実上タダ同然でした。終戦直後の食糧難こそ過ぎ去ったものの、依然として食糧事情が安定しない日本にとっては、このアメリカからの余剰農産物は渡りに船だったでしょう。

もっとも、タダ同然とはいっても、販売金額のすべてを日本が受け取れるわけではなく、日本側の取り分は少なく販売金額のわずか2割でした。しかも、その2割の使い道についても、アメリカは軍備増強を要求したために、この農産物輸入に関する日米協議は難航を極めました。

このあたりの日米の思惑や輸入条件、支払条件等の交渉経緯については、『アメリカ小麦戦略』と日本人の食生活』（鈴木猛夫著、藤原書店）という本に詳しく書かれていますので、興味のある人はお読みください。

ファストフードが決定打

ともあれ日本はこの協定締結で、小麦60万トン、大麦11万6000トンなどの農産物を受け入れました。その小麦を国内で消費するために、厚生省は粉食奨励、つまりパン食の普及に力を入れ始めたのです。

小学校の社会科では「日本は稲作国家である」と教えているにもかかわらず、そこでの給食は長らくパンであったという理由はここからスタートしていました。主食が米からパンになれば、おかずは味噌汁と漬物というわけにはいきません。味噌汁に代わって牛乳が、副食には肉類や油料理、乳製品が主役になりました。それらの供給元も、当時はほとんどアメリカです。のちに国内でも畜産業が発達しましたが、飼料穀物のほとんどは依然としてアメリカからのものです。

パンと牛乳の学校給食のほかに食の欧米化を推し進めた原動力に、キッチンカーによる野外の料理講習会というものがありました。キッチンカーとは大型バスを改造して、流し、ガス台、冷蔵庫、調理器具、食器類、放送設備などを積み込んだ車両です。これが昭和31年から5年間にわたって走り回り、全国2万会場、２００万人を動員した大キャンペーンになりました。各地で料理講習会の開催を呼びかけると、主婦たちがキッチンカーの周りに集まり熱心に聞き入ったということです。

ここでのメニューはもちろん和食ではなく、洋食や中華がほとんどです。食材には小麦粉、肉類、卵、乳製品が使用されたほか、フライパン調理には欠かせない食用油が盛んに使われるようになりました。その主原料である大豆やコーンもアメリカからの輸入品です。じつは、このキッチンカーによるキャンペーンの費用（一億数千万円）はすべてアメリカ側が負担しましたが、その際の唯一の条件が、食材に必ず小麦粉と大豆を使うということでした。

昭和30年代には、このキッチンカーや学校給食を舞台とした食の欧米化が進みました。そしてこの流れを加速させたのが、昭和40年代に入って、ファストフードのチェーン店が上陸したことです。それはつまりハンバーガーであり、フライドポテト、フライドチキン、ホットドッグ、ピザ、ドーナツ、アイスクリームのことです。

すでにパン食や乳製品、肉料理、油料理に舌が慣れてしまった日本人は、何の抵抗もなく、この新しいアメリカの食文化を受け入れました。従来の日本食にはなかったテイストや食感、歯触りは新鮮でしたし、おやつ感覚で食べられる手軽さも多くの人に喜ばれました。

そして、これを一度でも「おいしい」と感じてしまうと、それを味覚が記憶して二度三度と食べたくなり、いつのまにか常食になってしまいます。余剰小麦の輸出に始まるアメリカの食糧政策の狙いは、そこにあったのではないかと思います。この一連の新メニューの登場により、少なくとも戦後世代の食卓は、日本の伝統食から欧米流のカタカナ食に取って代わったといっても過言ではないでしょう。

昭和40年代以降に生まれた若い世代は、物心ついたときからファストフードは当たり前の日常食です。子どものときに食べたものは、一生その味を忘れないといいます。子どものおやつと思って食べていたものが、時代を超えて40代の食事になっているのが現実です。

じつは私は20代のとき、大手ハンバーガーチェーンの会社に勤めていた時期がありましたが、そこの社長が言っていたことが「子どものときの好物は一生食べ続ける」でした。

一度味を覚えた子どもは、そのまま大人になっても顧客であり続ける。新たに生まれてくる子どもは早いうちにファンにさせる。そうすれば数十年間は市場が拡大し続ける、という理論です。そのため会社は徹底した「子ども戦略」を打っていました。子供向けセットメニューを開発したり、店舗の一部に遊び場やミニシアターを設置したり、誕生会などのイベントを開催したりと、なりふり構わず子どもの囲い込みを強化していました。

外食不況といわれるなかで、今でも数少ない勝ち組として成長しているその陰には、このような遠大な長期戦略が隠れていたのです。

自然の法則に背いた現代食

では、食の欧米化の何が問題なのでしょうか。

日本は明治以来、ヨーロッパの栄養学を手本にしてきましたが、ヨーロッパで生まれた栄養学は、当然ヨーロッパの作物を基礎として発達してきました。その作物は、ヨーロッパの気候や風土に適したものが中心です。ヨーロッパ地域のほとんどは、寒冷で降水量が少なく空気は乾燥しています。夏は短く、植物が充分に伸びきらないうちに秋を迎えます。この環境は、米や野菜が育ちにくい気候風土といえます。しかし、小麦や牧草であればよく育ちます。小麦があればパンを作れます。牧草は人間が食べることはできませんので、家畜に食べさせて大きく育ててその肉を食べます。牛からは牛乳を搾り、牛乳からはバター、チーズ、ヨーグルトなどの乳製品を作ります。こうして、パン、牛乳、肉類、乳製品という、欧米流食生活の原型が出来上がっていきました。

そういう風土の中から生まれた栄養学は、それらの作物の効率的な摂取の方法を考えるようになります。肉はどれくらいの量をどのように調理したらよいか、バターはどうか、チーズはどうか、というように研究を重ねたのでしょう。

じつは人体もまた、それらの食物を胃腸でうまく消化、吸収できる構造を備えていきます。胃液、膵液など消化液の性質や酵素の働きなどは、それらの食材をうまく体内に取り入れるのに最適な機能を獲得していったのです。ヨーロッパ人の腸の長さは、日本人よりも短いことで知られています。この理由は、腸内で腐敗ガスをまき散らす肉類を早く消化、排泄するためだと思われます。

一方の日本はどうでしょうか。

日本はそのほとんどが温帯モンスーン地帯に属し、温暖多湿で雨が多いのが特徴です。この気候風土のもとでは米や野菜がよく育ちます。周りは海に囲まれているため、魚介類の種類も量も豊富です。海藻類も採れます。

また温暖多湿ということは、食品は腐りやすくなります。この腐るという性質をうまく利用したのが発酵食品です。漬物、豆腐、納豆、味噌、醤油、酢、日本酒などは、日本の気候風土と発酵技術が生み出した、世界に誇る食文化です。

こうして、ご飯に味噌汁、漬物を中心にして、季節の野菜、大豆食品、魚介類という伝統的な日本食が出来上っていきました。ヨーロッパ同様に、日本でもまた数百年、あるいは千年以上かけて、知恵と工夫を重ねた独特の食文化を完成させたのです。

こうしてそれぞれの食文化の成り立ちをみても、一地域の食事内容や栄養学は、そこで得られる作物に基づいて形成されるのが自然だと思われます。作物が違えば食文化が違ってもおかしくはありません。そこで生きる人々は、数百年、数千年という長い年月をかけて、その食文化に合わせた体質を獲得してきたのです。それにもかかわらず、数十年でその国の食文化を激変させようとしても、体の適応能力を超えているので、どこかで無理が働いている可能性があります。

それをやってしまったのが戦後の日本です。その土地の気候風土と作物の違いを無視して、政策的に欧米型の食文化を導入してしまったのが、戦後の栄養改善運動だったのです。その結果として、ガン、糖尿病、動脈硬化、心臓病など、戦前にはほとんどなかったような欧米型の病気が激増しました。

参考までに動物の食性を考えてみてください。野生の動物は本来食べるべきものが決まっていて、本能的にそれ以外のものは食べません。これを食性といいます。人間に飼育されている動物を除けば、この原理原則に例外はありません。

肉食動物は他の動物の肉を、草食動物は草や木の実を食べます。馬や牛が他の動物を食べることや、ライオンやトラが木の実を食べることはありません。どんな野生動物でも、その活動範囲内で得られる食べ物を、その食性にしたがって食べているのです。

その野生動物には病気はほとんどありません。捕獲されたり他の動物から食べられたりするのを除けば、動物は寿命が来れば衰弱して、最後は消え入るように死んでいきます。ガンで苦しみもがきながら死んでいくことは決してありません。

いくら動物と同じではないとはいえ、この自然の法則にしたがった動物の食性を、われわれ日本人も少しは見習う必要があるのではないでしょうか。戦後日本の食文化で、この視点はもっとも欠落してしまった部分であるように思います。

2　沖縄の長寿社会とその陰り

長寿社会を育んだ食文化

沖縄は長いあいだ、世界有数の長寿社会として注目を集めてきました。なかでも北部の大宜《おおぎ》味《み》村《そん》は、1996年にWHO世界保健機構が「世界一の長寿地域」に認定したこともあり、沖縄＝長寿のイメージは一気に高まりました。実際に100歳を超える長寿者は838人（2008年9月）で、10万人あたり60人とこれは全国平均26人の2倍強にあたります。

沖縄の長寿の理由については諸説あります。

気候が温暖で過ごしやすい、ということ。もちろん沖縄にも冬があるにはあって、1月や2月など肌寒く感じられる時期もあります。ただそれは本土の寒さとはまったく比になりません。

２０１２年2月3日、那覇市を除くすべての県庁所在地で氷点下を記録するなか、那覇市の最低気温は12℃でした。その温暖な気候のため、年間を通して外で活動することができます。沖縄の老人は、高齢になっても畑仕事や体操などで体をよく動かすようです。

また沖縄にはユイマールといわれる、助け合いの精神が根付いた共同体社会が長いあいだ残っていて、老人が孤独な環境になりにくく精神的な支えがあります。さらに、ナンクルナイサ（なんとかなるさ）やテーゲー（だいたい）で知られる、のんびりゆったりとした考え方があります。南国らしく、細かいことにこだわらない気持ちのおおらかさが、ストレスを少なくして免疫を引き上げている、と考えることもできます。

こういった沖縄独特の気候や風土は、間違いなく長寿社会の実現に貢献しているでしょう。しかし、それ以上に沖縄の伝統的な食生活を見逃すことはできないでしょう。

たとえば沖縄の野菜。ゴーヤーは今では全国区になりましたが、ゴーヤー以外にも、島らっきょう、なーべらー（へちま）、フーチバー（よもぎ）は、沖縄料理店で食べた人もいるのではないでしょうか。それ以外にも、ニガナ（見た目はホウレンソウに近いがほろ苦い）、野菜パパイア、島にんじん、長命草、最近とくに注目されている雲南百薬など、沖縄の個性的な野菜は色とりどりです。

沖縄の野菜が体にいいのは、ビタミン、ミネラルなどの栄養も豊富ですが、抗酸化物質（ファイトケミカル）を抜きにしては語れないでしょう。抗酸化物質とは、ポリフェノールやカロテノイドといった、細胞や組織が錆びるのを防ぐ物質です。沖縄の野菜に抗酸化物質が多いのは、本土に比べて紫外線の強い亜熱帯地域であるからです。動くことができない植物は、抗酸化物質を増やすことによって自分の身を紫外線から守っています。その抗酸化物質が豊富な野菜や果物を食べると、老化やガンの原因となる活性酸素を除去します。

野菜以外では、木綿豆腐よりも硬くて大きい沖縄の島豆腐があります。木綿豆腐と比べてもグラム当たりのマグネシウム、鉄分、亜鉛、ビタミンE、ナイアシンが約2倍前後含まれています。コラーゲンの体内合成や天然エストロゲンとしての働きもあり、イソフラボンも豊富です。沖縄の長寿を引っ張っているおじいやおばあたちは、昔からどの家庭でも島豆腐をつくって、毎日欠かさずに食べていたそうです。

フコイダンの成分として最近注目されているオキナワモズクも、沖縄の人の健康を支える食材です。コレステロールの排出、血糖値の上昇抑制、抗ウイルス作用など、さまざまな効用がわかっています。

また、沖縄は1人当たりの昆布の摂取量が、全国平均の約1・5倍で日本一の消費地です。これは、昆布でだしを取るだけでなく、煮物などに使って食べる習慣があるからです。私も沖縄料理店で食べるクーブイリチー（昆布の炒め煮）は大好物です。

薬用や食用に広く使われているウコンは、多くの病気や老化を抑制する抗酸化作用があるだけでなく、クルクミンという成分にガンの予防効果があることでも注目されています。

こういった沖縄独特の食材の効用も大きいのですが、それにもまして主食の違いが沖縄の長寿社会を生み出した、と指摘する専門家がいます。沖縄では太古の昔から戦後しばらくまで、主食は米ではなくさつま芋（甘藷）だったようです。

沖縄は、保水力のよくない地質と慢性的な水不足の理由から、一部の地域を除いて水田の稲作には適していません。今でも、沖縄の風景のなかに水田を見かけることはあまりありません。主食が米ではなく芋だったことが、栄養的にみて大きくプラスに働いた、と考えられます。ここでの米は白米のことです。

さつま芋と白米を比較してみると、グラム当たりのカルシウムやカリウム、食物繊維はさつま芋が白米の10倍以上、マグネシウムや鉄分も2倍前後含まれています。さつま芋に豊富にあるビタミンCは、白米にはまったく含まれていません。これらのビタミン、ミネラルや食物繊維は、体の組成や代謝、免疫機能に重要な役割を担います。食事の中心である主食の違いは大きかったはずです。

しかし、「米を食べなかったから長生きした」といわれても、腑に落ちない人が多いでしょう。日本は稲作国家であり、弥生時代から多くの人は米を主食にしてきたのですから。

ところが、米を食べなかった、または食べられなかったために、長寿の村、集落が成立したという多くの例が過去にはあります。

白米が寿命を縮める

わが国の長寿研究の先駆けとして知られるのが、東北大学名誉教授であった故近藤正二博士です。近藤博士は昭和10年から46年までの36年間をかけて、全国津々浦々の市町村990箇所の現地調査を行いました。少々古い時代の調査ですが、古いからこそ参考になるものです。

近藤博士の調査期間のうち、最後のほうだけは高度経済成長期と重なります。が、それ以前の大半の期間、地方の農村部は道路網も未整備ですし、今のようにトラック物流も発達していません。つまり、おのずと地産地消になります。その地域でつくったものを食べる、逆にその地域でとれないものは食べられない。その条件下では、地元でとれる作物の違いが、長寿か短命かの地域差となって出てきやすくなります。

近藤博士の調査の一例が、二つの海女の村の比較です。志摩半島・志摩の海女が長生きであるのに、能登半島・輪島の海女が対称的に短命でした。志摩の海女はたいへんな働き者で、午前9時から午後3時くらいまでは海に潜りますが、その前後の朝と夕方は畑に出て野菜や芋をつくります。この一帯ではお米がとれないので、主食はさつまいもや麦です。それに野菜や大豆にゴマ、お手のものの海の幸を加えた食事をしていました。

それに対して輪島の海女は、魚だけでなく白米も多食し、その一方で野菜の摂り方が少ない傾向がありました。近藤博士が海女に聞いてみると、「私たちは女でありながら男以上のきびしい労働をしています。せめて陸に上がったときぐらいは、白いご飯を食べ、肉を腹一杯食べたいのです。無理もないでしょう」といわれたそうです。同じ海女でも食生活が違うと、寿命の差がはっきり出るという例です。

米どころにもかかわらず長生きという例もあります。鳥取県の高麗村（現大山町）がそれで、近藤博士が不思議に思って調査しました。行ってみるとたしかに米づくりが盛んな場所。ところが、村民は何を食べているのかを聞いてみると、「米のご飯は食べていません」という答えです。「全然お米を食べないのですか」「いや、祝い事など決まった日には食べるが、通常は食べません」「なぜ」「米は自分たちで食べるためではなく、売るためにつくっているのです」といいます。主食はここでも、さつまいもと麦。海藻もよく食べるし、大豆や野菜もしっかり食べます。米どころの人たちが陥りやすい食事内容ではありません。

徳島県の藍園村（現藍住町）、学島村（現川島町）も米どころであるのに長生きの人が多い地域です。調べてみると、やはり米のご飯は食べていません。村の人に聞くと「ここは有名な貧乏地帯なので、昔から米は換金するための売り物ということになっています」といいます。見渡せば一面に広がる田んぼですが、畑もあり野菜や大豆もつくっています。村民はそちらを食べていたのでしょう。

近藤博士は奄美諸島や本土復帰前の沖縄にも足を運んでいます。

奄美大島と沖縄本島の中間あたりに沖永良部《おきのえらぶ》島があります。島のほとんどの部落では水田がなく、雑穀を中心に小魚、海藻、大豆などを食べていたので長寿者の多い島でした。が、そのなかに和泊町の後蘭という部落だけは水田があって、昔から米を偏食していたようです。それが原因なのか後蘭だけは長寿者が少ないというデータを残しています。

沖縄本島の南西、どちらかというと台湾のほうが近い場所に、八重山列島があります。石垣島、西表島、竹富島、小浜島、波照間島など、今では観光客に人気の島ばかりです。海に囲まれた島々なので漁業が盛んなように思えますが、むしろ農村だったようで、ほとんどが畑という島もあったという記述があります。

そこでは老人が80歳や90歳になっても元気に働く「健康長寿の島」だったようですが、やはりここにも例外があって、西表島の租納というところは長生きの人が少なかったようです。租納は畑がなく、沖縄ではめずらしく水田が開かれて米をつくっていました。白米を主食として、冬はこの地で獲れる猪の肉を腹一杯食べる一方で、野菜はほとんど食べる習慣がなかったそうです。それでは長寿社会はむずかしいかもしれません。

近藤博士の調査例をいくつか紹介しましたが、振り返ってみて、白米とはそれほど栄養のないものなのでしょうか。それは、白米のつくりを見てみれば一目瞭然です。

お米は、外側をもみ殻という硬い皮で包まれていて、それを取り除いたものが玄米です。さらに精製して、胚芽と糠も剥がしてしまったのが、私たちが普段食べている白米です。

この取り除いた胚芽と糠の部分に、B_1、B_2を中心としたビタミンB群やビタミンE、カリウム、マグネシウム、鉄分などのミネラル、あるいは食物繊維などが豊富に含まれています。たしかに白米は柔らかくて食べやすいのですが、そのために大切な栄養素のほとんどが失われてしまっています。「白」という字を右側（つくり）に、「米」という字を左側（へん）に置くと、何という漢字になりますか。そうです。「粕」（かす）という字になります。

必然だった26ショック

沖縄の話に戻ります。気候や風土といった南国ならではの特色を生かし、さらに独自の食文化を育むことによって、世界に誇れる沖縄の長寿が完成されました。

ところが、厚生労働省が5年おきに公表する都道府県別の平均寿命で、2000年に大きな異変が起きました。85年まで全国トップだった沖縄の男性がいきなり26位に転落する（前回95年は4位）という事件が起きました。これを沖縄では26ショックといっています。しかも、働き盛りである世代の死亡が急増しているということが原因と分かり、二重でショッキングな出来事になってしまいました。35歳から44歳までの死亡率が全国最高で、50歳以下は軒並み全国平均を下回っています。

いったい、沖縄の壮年期男性の健康を侵す、なにか特異な現象でもあるのでしょうか。

沖縄で車を運転したり、繁華街などを歩いていると、沖縄以外では見かけることのないハンバーガーショップとアイスクリームショップがあるのに気付くかと思います。ハンバーガーはA&Wという米国系のチェーンで、沖縄本島と石垣島、宮古島に計23店舗を展開しています

（２０１１年現在）。この店は、沖縄がまだアメリカ統治下の１９６３年に上陸しています。

本土では、マクドナルドが銀座に1号店を出店したのが１９７１年です。郊外や地方都市に進出していくのには、それから5年から10年以上はかかっています。ということは、沖縄では本土よりも10年から20年くらい早く、ハンバーガー文化が浸透していたことになります。

本土で昭和20年代生まれの人は、ハンバーガーを食べる習慣はほとんどありませんが、沖縄ではごく普通にハンバーガー世代です。沖縄県の一人当たりハンバーガー年間消費額は、７０９１円で全国一です。しかも、全国平均４２９１円の約１・６倍にもなります（県企画部統計課、県統計協会編集「１００の指標からみた沖縄県のすがた」２０１１年版より）。

一方、アイスクリームショップはブルーシール（２００６年以降、沖縄県外へも展開）というお店で、こちらの初出店は１９４８年。これは沖縄住民向けというよりは米軍基地向けのサービスですが、70年代後半からは基地外への展開を始めています。こちらの方も、本土に上陸したチェーン店に比べて10年以上は店舗展開が早かったことになります。

本土で牛肉とオレンジの輸入が自由化されたのは、そう遠くはない１９９１年です。

私が子供のとき（１９７０年前後）には、豚肉がカレーライスに入っていることはありましたが、牛肉を食べたという記憶はほとんどありません。しかし沖縄はアメリカ統治下だったため、早くから安い輸入牛を食べることができました。

私が初めて沖縄に行ったのは１９８５年ですが、貧乏学生が那覇市内のステーキ店で、草履

図7　全国と沖縄における栄養素のエネルギー密度の年次推移

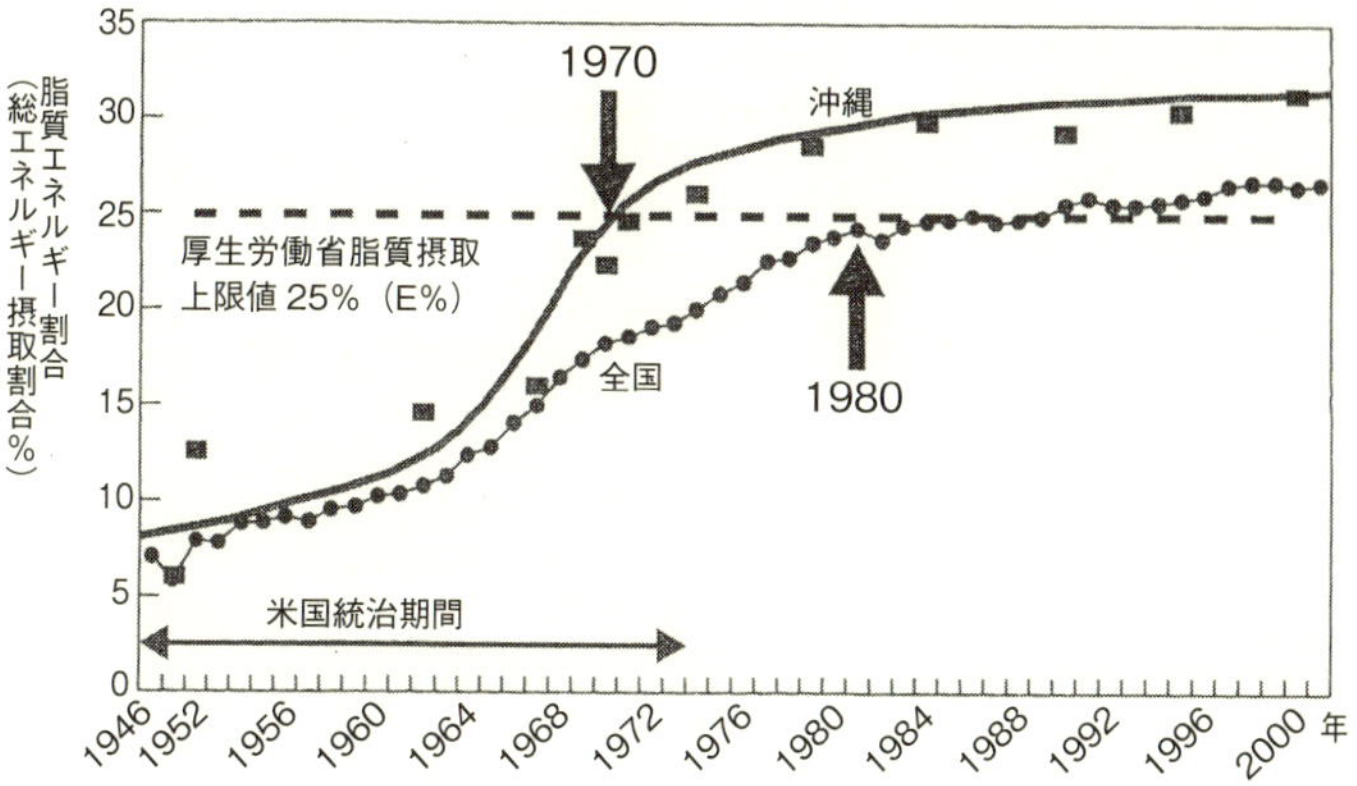

出典：「伝統的沖縄型食事介入による地域における健康食は可能か？—チャンプルースタディの結果から—」（『九州農業』第17号所収）

のようなステーキを生まれてはじめて食べたときの衝撃は今でも忘れられません。そのときは沖縄の人を羨ましく思いました。が、そのステーキも26ショックの一因になるとは、当時は知る由もありませんでした。

前節で取り上げた食の欧米化、なかでも戦後アメリカから上陸してきたパン食、肉類、乳製品、油料理を中心とする食文化の影響は多大でした。沖縄では本土に比べて、その高タンパク・高脂肪のアメリカ食の影響が、一世代ほど早く表れてしまったといえそうです。それを端的に示しているのが**図7**です。太線が沖縄です。これを見ると本土でも1960年を過ぎてから、脂質の摂取割合がじりじりと上がっているのがわかります。

しかし沖縄のグラフの上がり方はさらに顕著で、1970年には歴然とした差がついてしまっています。この大きな右肩上がりの曲線には、さきほどのＡ＆Ｗやブルーシールに代表されるアメリカ食文化が関係していることは容易に想像できます。

こうしてみると、同じ沖縄のなかでも、年齢層によって全く違う傾向があるのがわかります。伝統的沖縄食を食べてきた戦前生まれの世代と、アメリカから上陸してきた現代食に浸ってしまった戦後生まれの世代。沖縄はこの二重構造になっていることがわかります。長らく長寿社会を誇っていた原因も、それが音を立てて崩れ去ろうとしている原因も、ともに食文化が大きく影響していることを考えると、なんとも皮肉としか思えません。

長寿には長寿の理由が

この沖縄の健康長寿の二重構造は、戦前から存在していたという意外な事実もあります。しかしそれは、沖縄の中での話ではなく、遠く離れたハワイでの出来事です。多くの沖縄県民が、戦前からハワイに移住していました。その沖縄で育った日系一世は、ハワイに渡ってもその多くが長寿を全うしたようです。

しかし現地で生まれ育った二世は、平均的なアメリカ人の食生活に幼いころから馴染んでいました。その結果、肥満にはじまって糖尿病、心臓病、ガンなどの生活習慣病が多発し、短命に終わった人が多かったそうです。前述の近藤正二博士が国際会議出席のためハワイにおもむいたとき、日系一世の人から「二世が相次いで早死にするのです。70～80歳になる両親が元気で仕事をしているのに、40歳を越したばかりの子供たちが先に死ぬので困っている。調べてもらいたい」という依頼を受けました。

調べてみると、一世と二世は同じテーブルで食事をしますが、一世は野菜や海藻、豆腐などを食べているのに、若い二世は肉ばかりで、一世が食べるものをいっこうに食べようとしません。彼らは40歳を過ぎると、心臓を侵されて、親よりも早く死んで行くのがわかったのでした。

さて、26位に転落した沖縄を尻目に、男性の平均寿命でトップに躍り出たのはどこでしょうか。それは長野県です。長野県の長寿には、長年にわたる県独自の健康管理への取り組みがあることは知られていますが、それ以外にも、やはり食べ物の違いという原因があるようです。

じつは長野県も、地形的な理由から十分な米の収穫ができなかった歴史を持っています。長野県は水田に適さない山間部や傾斜地が多く、昔は県内で生産する米だけで県全体の主食をまかなうには不足していました。そこで、大麦、粟、ひえ、キビ、信州には欠かせないそばなど米以外の穀物を作って、粒のまま炊いて食べる地域もあったようです。

当時は体にいいからというよりも、必要に迫られて雑穀食を食べたのでしょう。しかし、さつま芋と同様に雑穀は白米と比べると栄養価が高く、とくにビタミンB群や食物繊維が豊富です。結果として、それが長野県の長寿に貢献したと推測できます。

これは「明日から主食はさつま芋か雑穀にしましょう」と極端なことを言っているのではありません。長寿には長寿の理由が、短命には短命の理由があることを、栄養の面から理解していただきたかったのです。

では次に、沖縄を含めた日本の食卓を激変させた、本家本元のアメリカの現状を見ていきましょう。

3　アメリカで起きている意外な事実

アメリカではガンが減少している

戦後の日本に、パン食、肉類、乳製品、油料理中心の高タンパク、高脂質の食文化を持ち込んだ国、アメリカ。皆様は、本家本元のアメリカは、日本以上にガン患者が増加していると推測しているのではないでしょうか。テレビ画面にときどき映る、アメリカ人の肥満体の異常な多さを見れば、そう思っても不思議ではないでしょう。

ところが驚くことに、アメリカは１９９０年からガンの罹患率、死亡率とも減り始めたのです。

ガン罹患率は、73年から89年までは、毎年平均１・２％ずつ増え続けていました。それが90年を頂点として、90年から95年までは、毎年平均０・７％ずつ減少、死亡率も毎年平均０・５％ずつ減少しています。そのあとも、96年から２００５年にかけて、詳細な数字は把握できませんが、罹患率、死亡率ともに減少し続けています。

「わずかコンマいくつではないか」と言わないでください。その間も日本では、ガン患者は右肩上がりで増加し続けているのですから。

ではいったい、アメリカでなにがあったのでしょうか。

１９７０年代のアメリカでは、ガンや心臓病、糖尿病などの生活習慣病が激増し、国民医療費も急速に膨れ上がってきたため、その対策が急がれていました。

１９７５年、当時のフォード大統領は、その原因を解明すべく、上院議院に栄養問題特別委員会という機関を設置しました。その委員長に任命されたのが、のちに報告書の通称にもなったジョージ・マクガバン上院議員です。さっそく委員会は、19世紀以降のアメリカおよびヨーロッパなど、先進国の病気の内容の変化を調査しました。すると、19世紀前半には、命を落とす病気といえば結核や腸チフスなど、細菌による伝染病が圧倒的であることがわかりました。現代に多く見られる、ガンや心臓病といった病気は、ほとんど皆無でした。19世紀前半と現代との違いを突きつめていくと、「食」の違い、「食」の変化にたどりついたのです。

アメリカもかつての沖縄と同様に、以前はイモ類を多く食べる国だったようです。ただその後、肉や乳製品の摂取量の増加とともに病気の内容が変わっていきました。そのあたりに何かヒントを感じ取ったのでしょう。そこで委員会は、世界中の国々、さらにそれぞれの国を地域別、人種別、宗教別などに細かく分けました。そして、そこに住む人々の食生活と病気との相関関係を徹底的に分析しました。この調査には2年の歳月を費やし、関わったスタッフも３０

00人にのぼるという、大がかりなものになりました。そうして1977年にようやく完成したのが、5000ページにも及ぶ膨大な報告書、『マクガバンレポート』（通称）です。

要約すると、以下のようなことが書かれています。

・現在のアメリカ国民の食事は、不自然でまったくひどいものである。この食事内容がガン、心臓病、糖尿病、脳卒中などの現代病を生んでいる。現代の食事は気付かないうちに、かつてのものとはまったく違うものになってしまっている。
・ビタミン、ミネラルの不足が目立つ。とくにビタミンA、B_1、B_6、C、E、それにカルシウム、鉄の不足が目立つ。
・現代の医師は栄養学を勉強していないし、栄養素の知識をまったく持っていない。そのため間違った食事を与えられ、病気が治らないことや、病気になっても治りが遅れることが多い。
・従来の医学は、食事と病気の関連という栄養の根本問題を無視してきた片目の医学だった。現代の医学は、薬に偏った栄養軽視の医学である。
・ガン、心臓病、脳卒中などの病気は、現代の間違った食生活が原因になって起こる病気である。この間違った食生活を改めなければ、問題を根本的に解決することはできない。
・病気を治すのは薬ではなく、体がもっている本来の修復能力である。それを高めるために一番大切なものは、食べ物に含まれている栄養素であり、栄養の知識をもった医学に急いで変える必要がある。

動くアメリカと動かない日本

このレポートを作成した栄養問題特別委員会は、ＮＣＩ（National Cancer Institute 国立ガン研究所）に栄養とガンとの関係を調査研究するように求めました。ＮＣＩは、世界のガン研究の最高権威といってもいい機関です。

そのＮＣＩが、１９９０年、『デザイナーフーズ』計画というものを発表しました。この計画が研究対象にしたのは、野菜や果物、穀類、海藻類など植物性食品です。植物性食品に含まれている化学物質（ファイトケミカル）に注目し、そのガン予防への効果を研究しました。その結果、何万種類の化学物質のうち、約６００種類にガン予防の効果があることがわかってきました。ポリフェノール群やカロテノイド群、フラボノイド群などが代表的なものです。

このガン予防が期待できる化学物質を含む食品を、ピラミッド状に割り振って発表したのが、「デザイナーフーズ・ピラミッド」（図8）です。野菜や果物を3つのランクに分け、上段にあるものほど、ガン予防の効果が高いと思われています。

この「デザイナーフーズ・ピラミッド」は、さらに改善されて２０１１年6月、まったく新しい食事バランスガイド「マイ・プレート」としてアメリカ農務省より発表されています。従

図８　デザイナーフーズ・ピラミッド

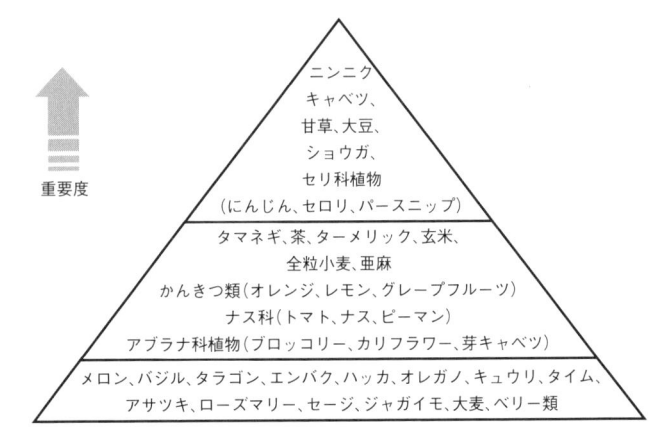

アメリカ国立ガン研究所「デザイナーフーズ」より

来のピラミッドでは分かりにくかった「何をどれだけ食べればよいのか」が、一目見ただけで分かるように、プレート状に明示しました。

　さて、アメリカ政府も「食生活の改善がガンの予防につながる」との認識を深めていました。『デザイナーフーズ』計画とほぼ同じくして１９９０年には、健康政策の数値目標を定めた『ヘルシーピープル２０００』を作成して、その目標に到達するための疾病予防、健康増進政策を体系化しました。その『ヘルシーピープル２０００』は、次いで『ヘルシーピープル２０１０』へと続いていきます。

　このデザイナーフーズやヘルシーピープルをきっかけとして、一部のアメリカ国民は次第に食生活への関心を高め、実際の食事内容の改善に取り組みました。それだけでなく、栄養学をしっかりと勉強し、食事改善の指導を治療のなかに取り入れ始めた医師が急激に増えました。

それまで肉類が主役だった食卓に、野菜がだんだん増えてきました。１９９５年には、１人当たりの年間の野菜摂取量はアメリカが日本を逆転しました。

この現実をみれば、ガンの罹患率、死亡率の減少も必然といってもよいでしょう。奇しくも野菜摂取量が逆転した１９９５年には、日米のガン死亡率も逆転。アメリカは世界に先駆けてガン死の減少に成功したのです。アメリカは食べ物の過ちに気づいて、食事内容の改善という方向に舵を切ったらガンになる人が減った。それだけの事実です。この結果を目の前にして、それでもガンと食事の因果関係を否定できるでしょうか。1年や2年の偶然ではありません。

それにしても、マクガバンレポートが報告されたのが１９７７年のことです。35年も前のことで、それ以来、アメリカは国をあげて国民の健康増進を推し進めているというのに、わが日本の動きはどうしたことでしょうか。

レポートが指摘している当時のアメリカの現状は、今の日本そのままのように思われます。どうして、このアメリカの一連の政策を、日本は謙虚に学ぼうとしないのでしょうか。日本の医学界の栄養学に対する関心は、いっこうに高まりません。アメリカと違って、日本では必死になって栄養学を勉強する医師はごくわずかです。食事指導はお金（診療点数）にならないことも理由なのか、医師の食事改善への取り組みはほとんど見られません。

それ以前に、国内で栄養学の講義が設置されている医学部は、両手で数えられるくらいだと聞きます（それも、ほとんどが近年です）。それでは、医師が栄養学を勉強しないのも無理からぬことかもしれません。なにより驚かされるのが、入院患者に提供する食事内容です。それを見ると、肉あり、揚げ物あり、牛乳ありで、かえって病気が悪化してしまう、ガンが増殖しかねないようなメニューが普通に並んでいます。

医師も看護師も栄養士も含めて、日本の医学界全体が食べ物への関心を深めて勉強しなければ、いつまでたってもガン患者が増え続けるのではないかと危惧しています。

「たら」「れば」の話になりますが、アメリカのマグガバンレポートとそれに続く政策を、日本政府や民間研究機関、各種医療機関がすばやく調査していれば、と思うことがあります。アメリカで起きた劇的な成果を徹底的に調査・研究して、官民一体となって食事の改善に着手していたならば、この10年から20年の間にガンで命を落とした人のうち相当数は救われたはずです。そう思うと残念で仕方ありません。

国もマスメディアも、二言目には「早期発見・早期治療」ばかりです。なぜ、「食べものが違う」と警鐘すら鳴らさないのでしょうか。早期発見しても、すでに発病していることには変わりありません。早期発見の前に「予防できます。予防しましょう」「食べ物を見直しましょう」といわなければいけないのです。

◆コラム　主食について◆

沖縄が長らく長寿の島であった理由のひとつとして、米（白米）を主食としなかった、という例を挙げました。長野県でも、十分な米の供給が困難であったために、米以外の穀物を食べていたことが、結果として栄養状態がよくなったという話をしました。

では、今を生きる私たちの日常の主食（ご飯）は、どうするのがよいのでしょうか。

日常から健康を気づかう人やガン患者さんが、玄米食を実行しているという話をしばしば耳にします。玄米には、白米にはない胚芽や糠という部分が残っていて、ここにビタミンやミネラル、食物繊維などが豊富に含まれています。

この栄養たっぷりの玄米を毎日食べて、体質を改善して予防する、病気になってしまった人は食事療法の中心に据える、ということです。たしかに玄米食で病気を治してしまった、という体験談には今まで何回か接しています。

ただ、この玄米食をすべての人に薦められるかというと、そう簡単にはいきません。玄米食を継続するには、いくつかのハードルが存在するのです。

１つ目のハードルは、しっかり学ぶ（選ぶ）ということです。学ぶ（選ぶ）のは、米、器具、そして炊き方です。玄米は胚芽の部分に農薬が集中するので、買うとしたら無農薬のものを選ばなければいけません。最近の炊飯ジャーのほとんどには、「玄米モード」が設定されていますが、それで炊いて「おいしかった」という声はほとんど聞きません。やはり玄米食にするのなら圧力釜に限ります。釜を用意したあとは、水加減、火加減などを何回も経験して学習することになります。この一連の「学ぶ」を、見よう見まねでやってしまって長続きしなかった、という例が多いようです。

2つ目の、かつ最大のハードルは、「しっかり噛む」ということです。玄米は胚芽と糠を残しているために硬く、十分に噛み砕かないと消化が悪くなってしまいます。噛む回数について、一般に言われているのは最低100回です。するとと、茶碗一杯を食べるのに1時間以上はかかります。つまり、食事にそれだけの時間を要するということです。時間のない忙しい人は必然的にむずかしくなります。「そこまで噛まなくても、白米を食べるよりはましだろう」と考える人がいるようですが、そうとも言い切れません。

未消化、未分解の食物が腸に流れ込むことは、免疫の要である腸を荒らし、腐敗状態にしてしまうことを意味するので、明らかにマイナスです。時間がない人が無理して玄米食にすると、体調を崩す場合があります。メリットよりもデメリットが上回ってしまうのです。とはいっても「白米ご飯でいい」とも思いません。

では、現代人のほとんどが該当する、忙しい人にとっての望ましい主食はどうすればよいのでしょうか。

①それでも玄米

玄米と白米の中間に位置する「分づき米」というものがあります。分づき米とは、胚芽と糠を一部残して精米した米のことです。

分づきには、精米（削る）度合いによって3分づき、5分づき、7分づきなどがあり、数字が大きいほど白米に近くなります。もちろん、栄養価は精米度合いが低いほど高くなります。玄米が初めてという人は、まずは7分づき米から試してみることをお薦めします。似ているものとして、胚芽米というのもあります。分づき米が胚芽も糠も全体的に削っているのに対して、胚芽米は糠を削って胚芽は残す、という違いがあります。

②発芽玄米

発芽玄米とは、玄米を一定温度の水につけ、0・1～1ミリほど発芽させたものです。少しだけ発芽させることによって、硬い外皮が柔らかくなり食べやすいのが特徴です。また、発芽の過程で眠っていた酵素が活性化し、それが玄米内部の栄養を増やしていきます。そのため、玄米を上回る栄養素もあります。とくに、精神安定（リラックス）効果があるGABAという成分が、玄米の約3倍（白米の約10倍）含まれていますので、ストレス状態の人にはいいかもしれません。発芽玄米は炊飯ジャーで炊いても、おいしく食べられます。普通は白米とブレンドして食べます。白米と発芽玄米を2対1の割合にするとおいしい、という表記を目にしますが、好みに合わせて1対1でもよいし、発芽玄米だけで炊いている人もいます。

③雑穀を混ぜる

白米をベースに、他の雑穀を混ぜる炊き方です。市販の五穀米でもよし、特定の雑穀を混ぜてもいいでしょう。アマランサスというペルー原産の穀物はカルシウム、マグネシウム、鉄分、食物繊維などが突出して含まれています。粟、きび、ひえも、アマランサスには劣りますが、これらの栄養素が豊富です。

「より繊維を摂りたい」という場合には大麦（押し麦）がおすすめです。腸内環境を整える、水溶性の食物繊維もたっぷり入っています。ハト麦は他の穀物と比べてタンパク質が多く、アミノ酸のバランスもよいことで知られています。抗酸化作用のあるアントシアニンが入っている黒米を混ぜてもいいでしょう。味や食感の好みもあるでしょうから、いろいろ試してみて、ご自身にあったものを見つけたらよいでしょう。

第４章　食を変えれば予防できる

１　食の改善はむずかしくない

私も以前は……

ハンバーガー、フライドポテト、フライドチキン、アイスクリーム、シュークリーム、ケーキ、ドーナツ、ピザ、ホットドッグといった欧米食、あるいはインスタントラーメン、牛丼、かつ丼、天丼などの日本版ファストフードに、長年どっぷり浸かってしまった人へ。それを伝統的な和食中心に切り替えていただくのが、この章の目的です。ご飯、味噌汁、漬物に季節の野菜、大豆食品、海藻類がメインである食事。ときどきは魚があり、ほんのたまには肉類もある、といった内容でしょうか。今までの美食と比べると、粗食に近いかもしれません。そんな半世紀も昔のような食事に、今さら大きく舵を切ることは現実的ではないと感じるかもしれません。

参考までに、私の40歳まで（激務のサラリーマン時代）の食事内容と、現在（平成24年）の食事内容の違いを披露させていただきます。

40歳まで

・自炊なし。1日3食365日、外食、中食、加工食品のみ。
・食事のうち、約9割をコンビニ、持ち帰り弁当、牛丼やラーメンなどの飲食店、ファストフード、居酒屋でまかなう。
・肉料理と揚げ物が圧倒的に多い。焼き肉、焼き鳥、かつ丼、カツカレー、唐揚げ、てんぷら、コロッケ、ハンバーガー、フライドポテトなど。
・インスタント食品、レトルト食品、冷凍食品も多い。
・スイーツや甘いお菓子が大好き。
・スナック菓子をよく食べる。寝る前には、ポテトチップをつまみにビールを飲む。
・野菜ほとんどなし。果物ゼロ。
・大豆食品、海藻類、キノコ類もほぼゼロ。
・納豆、味噌、漬物、酢などの発酵食品もほとんど口にしない。
・基本的に大食。「ご飯おかわり自由」の場合は、必ずおかわり。

現在

・約8割が自炊。残り約2割が外食、中食（それも野菜を中心としたものを意識して食べる）。

・コンビニ、持ち帰り弁当、ファストフードは、ほぼまったくなし。居酒屋もほとんどなし。
・肉類と揚げ物は、以前の10分の1以下。
・主食のご飯にはこだわる。現在のご飯は、白米と発芽玄米を1対1で混ぜて、そこにアマランサス（ペルーなど南米が原産地の穀物）と大麦を加える。キノコやイリコ、ヒジキを混ぜることも。炊きあがったら、食べる直前にオーガニックの炒り黒ゴマを擦ってふりかける。
・白砂糖が混入した菓子やデザートなどは、極力食べない。
・インスタント、レトルト食品、冷凍食品は、まったくなし。
・パンもほとんど食べない（油脂のことを考えて。後述）。
・スナック菓子は、ほぼなし。菓子類は素焼きのアーモンドやカシューナッツ、せんべいなど。
・朝食は果物のみ。昼食と夕食には、野菜をたっぷり使う。生野菜サラダも積極的に食べる。マヨネーズや市販のドレッシングは使わず、亜麻仁油などを使ってオリジナルをつくる。
・納豆、キムチ、海藻類を積極的に食べる。
・基本的に腹8分目を心掛ける。

知れば食は変えられる

比較をすれば劇的な変化のように思えますが、私はこのような食事に改善するために何か特別なことをやった、という記憶はまったくありません。屈強の意志をもって取り組んだとか、ストイックに食べたいものを我慢してとか、精神力に頼らなければ達成できない、という状況でもありませんでした。

では40歳を超えて何があったのかというと、栄養学と生活習慣病について学習をした、というだけです。

栄養学と生活習慣病について知らないときには、何の疑問も問題意識もなく目の前にある食事をおいしく食べていました。しっかりたくさん食べていれば、（肥満でもないし）健康を害することはないはずだ、と信じていました。ところが学習をしたあとは、それまで口にしていた食材や油とそれらが引き起こす生活習慣病とが、頭の中で関連づけられてつながってきます。調理法や食べる量、食べる時間帯も気になり始めます。

代謝機能や免疫が低下し始めるといわれる40歳を過ぎていたので、それまでと同じ食事を続けることは、「ガンを含めた大きな病気になるリスクが高くなる」ことを知ってしまったのです。ガンに罹った自分というネガティブなイメージをもつことによって、意志の力だけに頼らずにイメージの力を借りて食生活の改善ができたわけです。

もしあなたが日頃から体調がすぐれない場合には、これとは逆にポジティブなイメージをもって意志の力を助ける、というやり方も考えられます。つまり、すこぶる体調がよく毎日を爽快に過ごしている、というイメージを脳に焼きつけるのです。そのイメージが、体にやさしい食べ物を求めるように行動を仕向けるはずです。

味覚は変わる

「味覚は３週間で変わる」ことをご存じでしょうか。３週間だけ意志を強く持って、普段とは違うものを食べてみてください。その３週間のあいだに、できれば無農薬の新鮮な野菜をたくさん食べるのがよいでしょう。おいしい野菜には、やさしい自然の甘さがあります。できるかぎり煮たり炒めたりせずに、生野菜サラダで味わってみてください。野菜本来の香りや味わいを一度おぼえたら、油でギトギトした肉や揚げ物を食べると、今まで感じたことのなかった「重さ」や「胃のむかつき」を覚えるはずです。それが、味覚が変わる第一歩です。

この「味覚が変わる」ということは、とくに私の温熱療法院にいらっしゃるガン患者さんにお話ししています。予防のための食事改善であれば、たまにはステーキやスイーツなど、体によくないものを食べても大きな問題はありません。しかし、ガン患者さんの食事療法になってくると、「たまには」とか「ほんの一口くらい」の悪しき食事が、それまでの体質改善の流れを一気に逆方向に押し戻すことがあります。最悪なのは、「たまには」や「ほんの一口」から食事内容が音を立てて崩れて、それまでの努力が水の泡になってしまうことです。いずれにしても、再発予防を含めたガンの食事療法は長期戦なので、我慢し続ける方法ではどうしても限界が見えてきます。

であるならば、食べたいけれど控えるとか、治るまでの我慢とかいったやり方ではなく、いっそのこと味覚を変えるという発想に転換した方が成功しやすいのです。実際にガン患者さんのなかにも、お肉好き、甘いもの好きという方が多いのですが（だからガンになったのかもしれません）、数週間辛抱しつつ、治っていく姿をイメージしていただいたら、以前のように食べたくもなくなった、という声を数名の人から聞いています。

ぜひ皆様も、イメージ＋意志のコラボレーションで、美食・過食の生活から、健康食に彩られた毎日に変えてみませんか。予防の場合には、大病してから差し迫って行うよりも、気持ちにもゆとりがありますから、案外むずかしくないものです。明日から１８０度の大転換をすることもなく、一つひとつ勉強しながら実行していけばよいのですから。

そして健康な体を一度つくってしまうと、「この体調のよさ、爽快感を崩したくない」「また不健康に戻りたくない」と、例のイメージが働きます。すると、その食事内容を維持するのも決して困難ではありません。

２　ガンを引き起こす食品

まずは、次のデータをご覧ください。

【1950年と今日の死亡者数の比較】（厚生労働省「人口動態統計」2003年度より）

前立腺ガン	101・42倍
大腸ガン	10・44倍
乳ガン	6・83倍

この間の総人口の伸び率は1・52倍です。いかに尋常ではないかがお分かりいただけると思います。約半世紀で100倍強（前立腺ガン）などという数値は、もはや「高齢者が増えているから……」という理由では説明がつきません。何がしかの確信犯が存在しているはずです。

そして、次のデータです。

【1950年と今日の摂取量の比較】（厚生労働省「国民栄養調査」2003年度より）

肉	9・16倍
牛乳・乳製品	18・59倍
油脂類	4・00倍

何かのテレビCMで「余分3兄弟」というのがありましたが、ガンの発症リスクを考えたときに、どうもこの3つは余分なのではないかと疑われます。もっともガンを引き起こすと考え

られる食品は、発ガン物質や添加物、農薬、有害金属まで含めると、かなりの広範囲になってしまいます。そのすべてを取り上げることはできませんので、この数値に着目して肉、牛乳・乳製品、油脂類に絞って話を進めていきます。

ガン予防かんたん10ヵ条 その1　肉食をやめる

肉を食べなきゃ力が出ない？

お肉好きの人は、何かと理由をつけて、肉も食べたほうがよいことを正当化したがります。私の温熱療法院にお越しになるご年配のガン患者さんに「肉類は食べないでください」と言うと、「だけど、たまには肉を食べないと力が出ませんよ」といった声をときどき耳にします。よくよく話を聞いていくと、昭和30年代後半に「タンパク質が足りないよ」というテレビＣＭが盛んに流されたそうです。要するに、肉や牛乳でタンパク質をしっかり摂りましょう、というキャンペーンだったようです。

アメリカの「肉を食べる国＝戦勝国」というイメージが、まだ残っていた時代なのかもしれません。どうもその時期から「肉類を食べないとスタミナがつかない」という感覚、というよりは錯覚が浸透し始めたようなのです。

しかし、「肉を食べないと力が出ない」、そんなことが本当にあるのでしょうか。そもそも

「力」とはいったい何を指しているのでしょうか。おそらく、力とはエネルギーのことをいっているのだと思います。３大栄養素といわれるタンパク質、脂質、炭水化物のうち、おもなエネルギー源となるのは炭水化物です。次いで脂質。タンパク質も少ないですが、エネルギー源にはなります。そこで、「食べなきゃ力が出ない」と言っている肉はというと、高タンパク、高脂質で炭水化物はほとんどありません。力を出すには効率がいいとはいえない食品です。

それどころか、人体の機能を考えれば、肉はスタミナを奪っていると考えられます。

肉は非常に消化分解されにくい食品です。ということは、それを分解するために、体内から大量の消化酵素を分泌することになります。消化酵素は、もう一つの重要な体内酵素である代謝酵素とシーソーのような関係にあります。つまり、消化酵素を大量に分泌すると代謝酵素はあまり出なくなり、逆に消化酵素を節約すると代謝酵素をたくさん分泌することが可能になります。代謝酵素の「代謝」とは、①排泄と解毒、②組織の入れ替えと再生、③免疫力と修復、そして④「エネルギーの生産」のことをいいます。

これらをまとめますと、

肉をたくさん食べる↓消化酵素を大量に分泌↓代謝酵素の分泌が減少↓エネルギーの生産も減少↓スタミナが出なくなる

こういう理由で、「肉を食べないと力が出ない」という思い込みは成立しなくなります。

私は普段ほとんど肉類を口にしませんが、いつもエネルギッシュです。米など穀物をしっかり食べていれば、ちゃんと力は出ます。たまに人との付き合いで肉料理を食べてしまうと、逆に体調が狂って力が出なくなることがあります。

人間は肉食動物ではない

そもそも農耕民族である日本人が、昔から肉など食べていたのでしょうか。一部の特権階級や富裕層が、肉を食べていた時代はあったかもしれません。しかし、身分や階級とは関係なく誰でも肉を食べることが可能になったのは、長い歴史の中でここ数十年のことに過ぎません。

例えば江戸時代。民衆の８割以上を占める農民は、重い年貢に苦しめられて、米さえも十分に食べられませんでした。麦や粟、稗を混ぜたご飯に、味噌汁、漬物。いわゆる一汁一菜の質素な食事です。

それ以外のおかずも、大根や豆腐などで肉は出てきません。それでも毎日、朝から日が暮れるまで重労働をしました。肉を食べなくても、しっかり力は出るのです。

肉を食べない動物、草食動物を想像してみてください。キリン、ゾウ、サイ、シマウマ、ラクダ、ロバ。どれも人間の何倍もの力があります。でも肉など食べていません。草や木の実を巨大なエネルギーに変換する代謝機能を備えているからです。

ところで、人間は何食動物なのでしょうか。それを推定するには人の歯の構成を見るとわかりやすい、といわれています。人間の歯は全部で32本あります。そのうちの半分以上の20本が、穀物をすりつぶすためにある臼歯です。残りの８本が、野菜や果物をかじるためにある門歯で、肉や魚をかみ砕くための犬歯は、わずかに４本です。この歯の比率通りのものを食べるのが、人間のあるべき食生活だといわれています。すると肉と魚で１割強ですから、肉は食べたくても全体の５％くらいにしておくのが適正です。

この歯の構成比から推定すると、人間は穀食動物といえます。肉食か草食かと聞かれた場合には、その人体を解剖学的にみれば、やはり草食に近いでしょう。

肉はこれだけ体によくない

肉が人体におよぼす悪影響は、さまざまなものがあります。

まずは残留農薬です。残留農薬？　それは野菜や果物の話では、と思われる方も多いでしょう。残念ながら、食肉にも農薬は残留しています。家畜に食べさせる飼料に残留しているからです。しかも家畜用の穀物には、人間が食べる穀物よりも高濃度の農薬が残留していることが知られています。

野菜や果物の農薬の場合は、しっかり洗ったり重曹を溶かした水につけたりすれば、ある程度は落とすことができます。しかし、家畜が食べてしまった穀物に含まれる農薬は、どう工夫しても除去することはできません。アメリカで消費される農薬の約80％は、主として家畜のエサとなるとうもろこし、大豆、小麦など穀物を作るためのものです。

日常的に肉類を食べる平均的な食事をする人の場合、その人が体に入れる農薬の約9割は野菜ではなく肉類からである、と覚えておいてください。

家畜が牧草を食べている場合には、化学肥料の問題があります。牛は1日に軽トラック1台分ほどの牧草を食べます。広大な土地をもつ北海道でも、牛に十分な牧草を食べさせようとすると、不足気味になります。そこで、限られた面積で多くの牧草を得ようとして、化学肥料が使用されます。こうして化学肥料に含まれる有害物質が、牧草を経由して牛のなかに入り込んでいます。

つぎに、肉のタンパク質の問題点。タンパク質は1000個以上のアミノ酸が結合されたものので、最終的にそれを一つひとつのアミノ酸まで分解しなければ、腸から吸収されません。

ところが肉のタンパク質の消化分解は非常に困難なため、大量の肉類を食べていると、分解し切れなかったタンパク質のかけらが残ってしまいます。窒素残留物といわれる、このタンパク質のかけらが腸の中に入って、アミン、アンモニア、インドール、フェノール、硫化水素といった腐敗物を発生させます。これが腸内を汚し、また血液中に入って血液を汚していくのです。

しかも、この腐敗物をまき散らす肉は、腸の中をゆっくりと時間をかけて移動します。だから腸内環境がじわじわと悪化していきます。

さらに事態を悪くするのが、日本人の腸の長さは、ヨーロッパ系の人に比べて1メートル前後も長いことです。

南欧を除くヨーロッパは、そのほとんどが気候の厳しい地域ですので、稲作や野菜の栽培に向きません。その理由から、昔から狩猟に頼って食糧を確保していました。そのために肉食主体の食事になりやすい傾向があります。腸の長さが短いと、毒素をまき散らす肉の滞留時間を少しでも短縮して、腸内腐敗を最小限に食い止めることができます。そうやって、食べた肉をすこしでも早く体外に排出するために、ヨーロッパ人の腸は短くなっています。

しかし日本人は、太古の昔から米や野菜、魚介類を中心に食べてきた民族です。誰もが肉を食べるようになったのは、歴史的にはほんの最近のことで、体のつくりは肉を消化分解するのに適した構造にはなっていません。

近年の免疫学のトピックで、人の体内にある免疫細胞のうち、その約８割が腸に集まっていることがわかってきました。そのうちの大部分が小腸です。とくに小腸のリンパ組織は抗原の侵入に反応して抗体を作ったり、リンパ球を活性化したりします。活性化されたリンパ球は腸内だけにとどまらず、全身のリンパ球を活性化して免疫レベルを維持しています。

しかし、腸の中が腐敗していると、その免疫機能も十分に発揮できません。さらに腸が汚い状態だと、大腸の細菌の質も悪化します。大腸にすみついている細菌には、体にいい影響を与える善玉菌、体に悪い影響を与える悪玉菌、どちらか優勢なほうにつく日和見菌の３種類があります。

このうち善玉菌と悪玉菌の総量はほぼ一定していて、どちらかが増えれば、もう一方は減ります。腸内環境が悪い状態だと、圧倒的に悪玉菌が優位になります。悪玉菌が増えると腸の腐敗はますます進み、血液が汚れ、細胞が劣化し、体全体の老化現象を加速させます。その過程で、ガンを含めたさまざまな病気を引き起こします。

このように考えると、腸を著しく汚してしまう肉の弊害は、とくに腸の長い日本人の場合、とても大きいといえるでしょう。

肉とガンとの因果関係

肉類は高タンパクである一方で、食物繊維がまったく含まれていません。食物繊維の働きはじつにさまざまです。

①腸壁を刺激して、腸のぜん動運動を促進する。
②腸の中で水分を吸って便を柔らかくして排出しやすくする。
③腸内のさまざまな毒素を吸着して体外に排出する。
④腸内環境を整える有用菌を増やし、有害な腐敗菌を減少させる。
⑤ブドウ糖の吸収を緩やかにして、血糖値の急激な上昇を抑える。
⑥コレステロールを吸収し、血中コレステロールの上昇を抑制する。

⑦ナトリウムと結びついて、便と一緒に排出するので、血圧を下げる効果がある。

このうち①から④は、肉のタンパク質がその消化過程で毒素をまき散らして腸を腐敗させたとしても、ある程度は腸内環境を整えることができます。しかし、その食物繊維が肉類にはないので、肉中心の食事をしていると腸が腐敗し放題となってしまいます。

さらに、肉類は高脂肪食品です。肉類に含まれる油は飽和脂肪酸という、体内で固まりやすく心臓によくない油です。肉の油が動脈の内側の壁にこびりつき、これが堆積すると動脈硬化を引き起こします。この動脈硬化が心臓の周りを囲っている冠状動脈で発生すると、心臓を動かす筋肉（心筋）に血液が行かなくなり、狭心症や心筋梗塞といった心臓病が起こって、最悪の場合は死に至ることもあります。

肉食とガンとは、何か因果関係があるのでしょうか。

肉そのものには発ガン物質は含まれていません。しかし肉が消化分解される過程で、腸内細菌の作用により発ガン物質、あるいは発ガンを促進する物質に変わってしまいます。よく知られているメカニズムは、以下の通りです。

肉のタンパク成分から変性したアミンという腐敗物が、腸内で第二級アミンという物質に変質します。一方で、おもに動物性の脂肪を消化分解するために肝臓から分泌される胆汁酸が、やはり腸内で二次胆汁酸という物質に変わります。この第二級アミンと二次胆汁酸が結合すると、ニトロソアミンという強力な発ガン物質が発生し、これが大腸ガンなどの原因になります。

次のような肉による発ガンのリスクを指摘する専門家もいます。

牛や豚の赤身肉に多く含まれる鉄分と、飽和脂肪酸の脂質が組み合わさると、活性酸素を発生するフェントン反応（鉄の酸化）が起きやすくなります。この活性酸素が発ガンの引き金になるという見方です。

ざっと見ただけでも、これだけの弊害を抱えているのが肉類です。

それでも肉を食べたいという人は、人間の歯の比率通りに、食事全体の5％程度に抑えた方がよいでしょう。その場合も、腸内腐敗による免疫力の低下を防ぐために、必ず野菜をしっかり食べて食物繊維を摂る必要があります。できれば、肉の量の倍くらいの野菜を食べてください。

肉を減らせば心も変わる

肉食中心から野菜中心の食事に変えることによる良い影響は、体だけに限ったことではありません。（家畜の）命を大切にする優しい心は、そのまま心の穏やかさにつながります。これは無理やりのこじつけとか願望ではなく、実際に起こる変化です。はっきりと科学的に解明されてはいませんが、次のような例があります。

１９８０年代に、カリフォルニア州立大学のショーエンセーラー博士が行った、興味深い調査があります。５つの州の少年院約３００人の食事内容を細かく分析しました。すると、犯罪がより悪質で凶暴な少年たちの食事に、明らかに不足していた栄養素がありました。それは、ビタミンB_1、B_2、B_6、ナイアシン、葉酸などのビタミンB群。そして、カルシウム、マグネシウム、鉄、亜鉛といったミネラルでした。

これらの栄養素は、胚芽が残っている玄米にはバランスよく含まれていますが、精製された白米にはほとんど残っていません。パンやうどん、パスタについても同様で、肉類にも（豚肉のビタミンB_1などを例外として）これらの栄養素はほとんど含まれていません。

野菜が少なく、肉類と精白された穀物が中心の食事では、どうしても必要な栄養素が不足してしまいます。このことが、肉食が心に与える悪影響のような気がしています。肉食を控えて体調がよくなることは何より嬉しいことですが、喜びの大きさという点では、むしろ心の状態がよくなる方が優っているかもしれません。

実際に私も「食の改善で穏やかになった」と思っている1人です。肉食中心だった以前の私は、車のハンドルを握ると人格が変わる、という「あれ」を地で行っていました。しかも、変りかたが普通ではありません。過激、暴力的そのものです。ちょっと1台割り込まれただけで「コノヤロー」とか、前にゆっくり走る車があると「さっさと行けよ、アホ」なんて暴言を吐く有様です。信号がギリギリで赤に変わると「テメエ、ふざけんな」。そんなこと言われても、信号も困っちゃいますよね。もう狭い車内はイライラのガスが充満状態です。本当によくないことだと反省しながらも、こういうことを長いあいだ繰り返していました。
ところが肉食をほとんどやめて、野菜や果物をたっぷりと摂る生活を続けていると、しばらくして変化が起きてきました。年齢を重ねているせいかもしれませんが、瞬間湯沸かし器のようにカーッとくることが、きわめて少なくなりました。割り込まれてもノロノロ車があっても、「まあいいか」と心にゆとりが生まれました。

あの女優さんも実践

肉食から野菜中心の食事に変えたら、心がどう変化するのか。もう一つ、女優の杉田かおるさんが体験されたことを引用してみます。テレビをよくご覧になる人は、杉田さんが近年、かつてのような美しさを取り戻し（？）、温和な表情になっていることに気づかれているかもしれません。杉田さんは、40代半ばで食べ物を変え、心の持ち方を変え、住む街まで変えて健康な日々を過ごされています。

杉田かおるさんは、２００９年にオーガニック野菜と出会い、すっかりハマってしまったようです。それまで肉食中心で野菜嫌いだった杉田さんは、あるきっかけで野菜の本来のおいしさに取りつかれ、オーガニック野菜を中心とした食事に変えてみました。すると、体調のよさに加えて無理なくダイエットに成功し、お肌もスベスベになったそうです。オーガニック野菜を食べるだけでなく、自らも畑を耕して野菜を栽培し、ローフードの料理教室にも通ったということです。

その体験や心の変化が描かれている『杉田かおるのオーガニックライフ』（武田ランダムハウスジャパン）という本の中で、杉田さんがある重要な気づきについて書いています。「自分のこれまでの食生活の乱れが、荒れた性格とかなりリンクしていたのではないかということ……」や「昔はいつもピリピリして、はりつめた感じだったのに、見違えるくらい穏やかになった」ということに気づかれました。

心と身体は間違いなくつながっています。われわれが想像する以上につながっています。身体が健康になれば、心も劇的に穏やかになります。

杉田さんも「オーガニック野菜で身体の毒素を出したように、心の中にたまった毒素の大掃除もできた」のでしょう。読んでいて少し笑ってしまったのが、「今も肉食を2日くらい続けると、性格がやや攻撃的になってしまうような気がすること」というコメントでした。

なにより、杉田さんが40代の大切な時期に食の大切さに気づいて、心身ともに健康を取り戻したということは、同い年の一人としても嬉しい限りです。その杉田かおるさんは、今福岡に生活の拠点を移し、土壌が豊かなことで知られる福岡県糸島市で、畑を借りて自然農を営んでいます。

肉食を減らせば地球も守れる

肉食を控えることはガン予防にとどまらず、世界の食糧問題、エネルギー問題、そして地球温暖化の解決に貢献することができます。

アメリカでは、牛肉1ポンド（454グラム）を作るのに、穀物を16ポンド（約7・3キログラム）使用します。人間が1日に必要な穀物の、最低量といわれているのが半ポンドです。単純計算すると、牛肉をたった1ポンド作るために必要な穀物で、人間1人の1カ月分がまかなえることになります。

世界では今も、飢餓状態にある人が約10億人存在しています。飽食にどっぷりつかった先進国の人が、生命の維持とはなんら関係のない美食（肉）を我慢するだけで、そのほとんどが救われるといわれています。

こんど牛肉を食べるときには、その事実を思い出してください。それでもおいしく食べられますか。

同じく、穀物飼料で牛肉1ポンドを作るのに、1ガロン（約3・8リットル）のガソリンを使います。畜舎の冷暖房をはじめ、飼料の搬入や糞便の搬出のための燃料も必要です。その飼料となる穀物を栽培するには、トラクターやコンバインを動かさなくてはいけません。広大なアメリカでは、種を蒔くときや農薬を散布するときに軽飛行機を使う農家もあります。

飼育したあとも、屠畜業者に運送してパック詰めにし、あるいはハンバーガーのパティなどに加工して冷凍保存します。野菜や果物には必要のないプロセスです。そのあと、卸業者や小売店、飲食店に運送されて、そこでまた冷凍保存。

これらの各段階で化石燃料が使用されると、エネルギー問題そのものに加えて、大量の二酸化炭素が吐き出され、次の温暖化問題にも関係してきます。

地球温暖化問題に畜産が大きく関与していることは、意外と知られていません。

第一に森林破壊。牛を飼育する空間を確保するために、地球上で多くの森林が失われてきました。サハラ砂漠が、８０００年前は森林であったことを信じられるでしょうか。アフリカ北部は、もともとは豊かな緑の木々に覆われていました。それが、８０００年にもおよんで木々を燃やし続けて放牧地帯を広げ続けた結果、世界最大の砂漠と化してしまったのです。

アメリカの西部一帯に広がっていた森林もまた、遊牧民の過放牧のために広大な平原と化してしまいました。そして今、ブラジルのアマゾンの森林が年々減少していることは、よく知られています。これでは排出される二酸化炭素を地球は吸収できず、大気中に増える一方になります。

もう一つの温暖化は牛のゲップ。このゲップの主成分はメタンガスです。メタンガスは、二酸化炭素に次ぐ2番目の温暖化ガスです。

牛1頭が1日に、なんと約４００リットルのメタンガスを排出しています。その牛が、地球上には13億頭も生息しています。この牛のゲップに、飼育にともなう化石燃料からの二酸化炭素排出が加わります。

もしも世界から牛の飼育がなくなったとしたら、それだけで地球温暖化問題はほぼ解決するという調査報告もあります。地球環境保護のための国際会議を牛の飼育のためにやっていると思うと、何かばかばかしくなってきませんか。

我々の子孫の代に、責任をもって緑豊かな地球を残すために、私たちが今できること。それはまず、肉食を控えることです。

ガン予防かんたん10ヵ条 その2　牛乳をやめる

牛乳は百害あって一利なし

今の40代を含めた戦後世代にとって、牛乳は子どものときの学校給食の必須メニューでした。おかずが肉でも魚でも野菜でも、食べ合わせとは関係なく飲み物は牛乳でした。その牛乳がまさか体に有害であると言われても、にわかには信じられない人が多いと思います。昔から、牛乳は体によい、栄養満点、骨を丈夫にするなどと多くの人は教えられてきました。それを信じて、今も飲み続けているのではないでしょうか。

しかし残念ながら、牛乳のプラスとマイナスを比べると、圧倒的にマイナスが上回ります。というよりも、「牛乳は百害あって一利なし」といっても言い過ぎではありません。

市販されている牛乳は、その製造過程で超高温殺菌または低温殺菌されています。栄養満点とはいいますが、殺菌処理を行うと、それと同時に乳酸菌も消失し、タンパク質などさまざまな栄養素も変性してしまいます。

じっさいに、搾乳した牛乳に殺菌処理を施し、それを子牛に飲ませ続けると、すべての牛が死んでしまったという実験結果が報告されています。実験こそできませんが、母乳を沸騰させてから赤ちゃんに飲ませ続けたら、おそらく栄養失調になるものと思われます。

私の温熱療法院には、ご高齢のお客様が数多くお見えになりますが、食べ物についての話を聞くと、多くの人が牛乳を飲んでいることがわかります。その年代の人たちが、なぜ牛乳を飲むのでしょうか。この点について聞いてみると、「骨が丈夫になるから」。ほとんどの理由がこれです。ご高齢になってくると、多くの人が骨粗しょう症を心配します。そこでカルシウムたっぷりの牛乳となってくるのです。

ところが、この「牛乳は骨を丈夫にする」という話は、まったくの誤った見解です。たしかに牛乳にはカルシウムが豊富ですし、カルシウムは骨の主成分です。しかしカルシウムは、水に溶けたイオン化した状態でないと体に吸収されません。その点、牛乳のカルシウムはイオン化されていないため、ほとんど吸収していません。

さらに、カルシウムを体内に吸収して既存の骨に沈着させるためにはマグネシウムやビタミンＤが、骨量を維持するためにはビタミンＫが必要です。なかでもマグネシウムの働きが重要になってきます。

牛乳には多量のカルシウムが含まれていますが、マグネシウムの含有量はカルシウムに対して十分の一程度です。カルシウムをしっかり吸収するためには、それと同量程度のマグネシウムが必要です。したがって、牛乳で骨量を増やそうと思うのであれば、マグネシウムが多く含まれた食品と一緒に食べなければいけません。

マグネシウムが効率よく摂取できる食品は、大豆食品、海藻類、緑黄色野菜、全粒穀物、ナッツ類ですが、牛乳と食べ合わせのよいものはほとんどありません。結果として牛乳が骨を強くはしないというのは、この理由にもよるのです。

牛乳は骨を弱くする

驚くことに、牛乳は骨を強くするどころか、逆に弱くしてしまいます。

牛乳などの動物性タンパク質は強い酸性形成食品といわれています。酸性形成食品とは、それ自体が酸性の強い食品ということではなく、それを食べたときに、体内で酸性物質を形成する食品ということです。強酸形成食品である牛乳を毎日しっかり飲んでいると、体は酸性に傾こうとします。

すると、体は健康な状態である弱アルカリ性を保とうとして、「脱灰」を促進します。脱灰とは、酸性に傾いた血液を中和するために、骨や歯に沈着している、アルカリ性ミネラルであるカルシウムを溶かし出す現象です。カルシウムの99％は骨に蓄えられているため、酸性物質が増えれば増えるほど、骨から奪われるカルシウムの量も増えて骨密度が下がっていきます。牛乳を飲めば飲むほど骨が弱くなるのは、こういう理由です。

世界を見渡してみても、1人当たりの乳製品摂取量が多い、デンマーク、ノルウェー、ニュージーランドといった酪農国やファストフード先進国のアメリカは、骨粗しょう症の発症率が軒並み高止まりしています。逆に、牛乳をほとんど飲まない中国人は、高齢になっても骨は丈夫で、中国では骨粗しょう症という言葉自体が存在しないと聞いています。もっとも近年は、中国でも経済成長にともなって、食の欧米化が急速に進んでいます。今後の骨粗しょう症の発症率を、注意深く見守る必要があるでしょう。

私の温熱療法院では、次のようなお客様がいらっしゃいました。

30年以上教職に就かれていた女性が、あるとき骨密度の検査をしたら、骨粗しょう症の手前だと診断されました。その話を聞いて食事内容を尋ねてみると、（予想はしていましたが）学校給食で毎日しっかり牛乳を飲み続けていました。

そこで「牛乳は骨を弱くする」という話をお伝えして、その日から牛乳をストップしていただきました。すると一年後の骨密度の検査では、ほぼ基準値に近い値に回復されました。あまりにもわかりやすくて、私もビックリしたほどでした。

牛乳がガンを引き起こす

私が、牛乳と発ガンとの因果関係に何か引っ掛かるものを感じたのは、数年前から温熱療法院で起きていた、ある傾向でした。来院されるガン患者さんのなかでも、60〜70代男性の前立腺ガンの人がとりわけ目立っていました。

私は少し不思議に思いました。というのも、その世代の人たちは、和食を中心とした食事を長く続けていたはずです。ごはんに味噌汁、漬物、納豆や豆腐などの大豆類、それに季節の野菜や魚といった、世界に誇れる日本食です。それだけ考えれば、ガンにはなりにくいはずです。ハンバーガーなどのジャンクフードには、ほとんど接点のない世代です。

「なのになぜ」と思って、普段から口にしているものを一つひとつ聞いていくと、ある共通点が浮かんできました。それが牛乳、あるいはヨーグルト、チーズなどの乳製品でした。前立腺ガンの男性がほぼ毎日牛乳を飲んでいる。このことに偶然ではない何かを感じてはいたものの、それが何かは最初わかりませんでした。

あとになって知ったことでしたが、ほぼその頃2008年に厚生労働省の研究班が、日本人が牛乳・乳製品を多く摂取すると前立腺ガンが増えるという調査研究を、アメリカの疫学専門誌に発表していました。その調査は、95年と98年、全国各地に住む45〜74歳の男性約4万3000人に食習慣などを尋ね、04年まで追跡したものです。牛乳の摂取量によって4つのグループに分け、前立腺ガンとの関係を調べました。

すると、摂取量がもっとも多かったグループは、もっとも少なかったグループと比べて、前立腺ガンと診断されるリスクが１・５倍だったという結果が出ました。

ただこの研究は、牛乳による前立腺ガン増加の原因を、飽和脂肪酸（１２３ページ）で説明しようとしたために、そこから先の解明には進みませんでした。

牛乳がガンを引き起こす原因になっているに違いない、という学説はそれ以前からありました。

医学博士で国際自然医学会会長の森下敬一氏は、１９８４年初版の本『牛乳を飲むとガンになる』（ペガサス）で、牛乳の発ガン性を指摘しています。そのなかの有力な説として、牛乳が活性酸素の一つである過酸化水素を大量に発生させているのではないかと説明しています。

過酸化水素は、人間の体内で起こるさまざまな物質代謝の過程で発生します。放っておくと、過酸化水素が攻撃した細胞がガン化する恐れがあります。そうならないように、体内の微量元素である銅が、血液中の酵素であるカタラーゼを活性化させて、過酸化水素を無害な水と酸素に分解します。ところが、酸性形成食品である牛乳は、過酸化水素を発生させている割には銅がほとんど含まれていません。そのためカタラーゼが活性化せず、結果として過酸化水素が過剰になってしまうというのです。

ただ、この発ガンのメカニズムも、今でもはっきり解明されたとは言い難い状況です。

『乳がんと牛乳』の衝撃

厚労省の研究や過酸化水素説でも説明し切れなかった原因を解き明かしたのが、２００８年に、『Your Life in Your Hands』（英国初版２０００年）の日本語版として出版された『乳がんと牛乳』（径書房）という本です。

この本の著者は、１９４５年生まれのイギリス人で、応用地球化学の研究者であるジェイン・プラント氏。彼女は42歳のときに乳ガンを発症し、左乳房の全摘出手術を受けました。にもかかわらず、その後再発を4回も繰り返し、絶望のなかで、それでも科学者として乳ガンの原因と治療法を追求していくというノンフィクションです。

解決のカギは、夫のピーター（同じ地球化学の研究者）が中国での研究から帰ってきたときの、「中国では乳ガンになる人がほとんどいない」というひとことでした。そこでジェインは、中国人の食文化や生活習慣などを徹底的に調べたところ、「中国人は牛乳や乳製品をほとんど口にしない」ということがわかりました。そして、著者はついに牛乳・乳製品に含まれるある種の物質が乳ガンを増殖させることを突き止め、食事療法を中心に治癒法を自力で確立していきます。

この本は、世界16カ国で４００万部読まれているベストセラーです（日本語版初版当時）。その驚愕の事実に、世界中の読者に驚きをもって受け止められました。

『乳がんと牛乳』という日本語タイトルですが、その発ガンのメカニズムは、同じホルモン依存性のガンにも共通のものです。ホルモン依存性のガンとは、ホルモン濃度がガン細胞の増殖に影響を与えるガンのことをいいます。乳ガンの６～７割は女性ホルモンの影響を受けて増殖します。乳ガン以外では、前立腺ガンや子宮体ガン、卵巣ガン、一部の大腸ガンがそれに含まれます。

牛乳という食品は、もとはといえば生まれたばかりの子牛の成長を支えるための液体です。子牛は、その成長期に１日に１キログラムも体重が増えるほどに成長が速い動物です。これだけの急速な成長を可能にしているのは、牛乳のなかに細胞分裂を刺激する何らかの物質が、大量に含まれていることは容易に推測できます。子牛が生まれたあとに牛乳を必要とする理由は、ただこの一点に尽きるといってもいいのです。

牛乳のなかで、その物質に相当するものがインスリン様成長因子（ＩＧＦ－１）と呼ばれるものです。ＩＧＦ－１とは、インスリンと同じような働きをもつ成長因子という意味で、インスリンとＩＧＦ－１はともに細胞を大きくする作用があります。同じ哺乳動物である人間の体も、ＩＧＦ－１を生産しています。人間の体がＩＧＦ－１を必要とする時期は、細胞の分裂と増殖がもっとも盛んな乳児期と思春期です。その時期を過ぎると、血中のＩＧＦ－１濃度はゆるやかに低下していきます。役目を果たし終えたのだから、当然といえば当然です。

ところが多くの人は、そのあとも牛乳という形を変えて、ＩＧＦ－１を外から補充し続けることになります。

人間のＩＧＦ－１も牛のＩＧＦ－１も分子構造に違いはありません。違いがあるといえば、母乳よりも乳牛のＩＧＦ－１のほうが濃度が高いということです。このような高濃度の成長因子を含んだ液体を、成人した人間が飲んだらどうなるでしょうか。乳児期と思春期を過ぎた成人の場合、ＩＧＦ－１が細胞の分裂と増殖という能力を最大限に発揮するのは、ガン細胞の分裂増殖の場面です。これが、牛乳がホルモン依存性のガンを発症（増殖）させる原因です。本来この種のガンが発症しないように、ＩＧＦ－１の生産は年齢とともに低下していくにもかかわらず、それを人為的に取り入れてしまっているのです。

ホルモン漬けの牛乳

このＩＧＦ－１の問題が顕在化したときに、アメリカの酪農業界は「ＩＧＦ－１は消化管内で消化分解されてしまうので、腸から吸収されて血液に入ることはない」と主張しました。たしかにＩＧＦ－１そのものは、ペプチドというアミノ酸が集まってできたものなので、消化液（酵素）によって分解されてしまう性質を帯びています。ところが、牛乳に含まれるある種のタンパク質に保護されて、ＩＧＦ－１は分解を免れてしまいます。

牛乳のタンパク質は、完全に水に溶けていて、比較的消化のよいホエイタンパクが全体の約20％、水に溶けないで粒子として存在し、消化されにくいカゼインが残りの約80％です。このうち、ホエイタンパクは牛乳の製造過程での高温殺菌でほとんど失われてしまいますが、カゼインはほぼそのまま残ります。この残ってしまうカゼインがIGF－1を保護します。カゼインは粒子が細かく、腸壁を通過して血液中に入り込んでいる可能性が強いと考えられます。だとすると、保護されたIGF－1も一緒になって血液に入り込み、血中のIGF－1濃度を高めることになります。乳ガンや前立腺ガン、大腸ガンが急増している背景には、牛乳に含まれるIGF－1とカゼインの強力タッグが存在していたのです。

もう一つ大きな問題点は、現代の酪農が妊娠している牛からも牛乳を絞ることです。妊娠牛のホルモン濃度は高く、とくに妊娠後期の牛から搾乳した牛乳には、妊娠していない牛と比べて数十倍のホルモンが含まれています。

酪農は、乳牛に毎年1頭の子牛を産ませながら搾乳し続けることで成り立ちます。そのためには、出産後2～3カ月で人工授精により妊娠させる必要があります（妊娠期間約280日）。

つまり、乳牛の1年のうち約4分の3は妊娠期間です。妊娠最後の約60日は乾乳といって搾乳しませんが、それを除く約220日は、妊娠中の牛からの牛乳が市場に出回ることになります。

1年のうち乳牛の搾乳期間は、乾乳の60日と出産後の初乳5日間を除く約300日です。そのうちの約220日ですから、単純計算すると、流通している牛乳の4分の3近くが、妊娠牛から搾乳したものだということになります。市場に出回っている牛乳の多くが、高濃度のホルモン飲料だということです。

これが牛乳という食品の実体です。もちろん、すべての乳製品も、牛乳が混入されている分だけガンのリスクを抱えることになります。腸の環境を整える乳酸菌を摂取するためにヨーグルトを食べる習慣のある人も多いようですが、乳酸菌はヨーグルト以外にも、ぬか漬けやキムチ、ザーサイ、ザワークラウトなどの漬物、あるいは味噌にもたっぷり含まれていますので、そちらから摂ったほうがより健康的といえます。

ガン予防かんたん10ヵ条 その3　悪い油をやめる

食用油にもピンからキリまである

115ページで油脂類を「余分3兄弟」の一員に含めましたが、正確にいうと、よい油を積極的に摂って、悪い油を極力減らすことが必要です。ただ現代の食生活では、悪い油があまりにも氾濫し、一方でよい油が摂取しにくくなっているのが実状です。その点を詳しく説明しますので、これを機に油の種類、クオリティを改善してください。

油は食材と同様、あるいはそれ以上に体質や免疫に影響を与えます。体は良質のタンパク質、炭水化物を必要とするのと同じように、良質の脂質（脂肪酸）を必要としています。脂質はエネルギー源や体温保持の役割だけでなく、ホルモン、胆汁酸、そして細胞膜の材料です。

人間の体をつくる60兆個といわれる細胞を包む細胞膜は、その約半分は脂質を材料としています。ですから、よい油を摂ればよい細胞膜がつくられ、悪い油を摂れば悪い細胞膜がつくられます。

良好な体調を維持するには、日頃から良質な油を摂取することが不可欠です。近年見られるガン、心臓病、脳卒中などの生活習慣病の激増は、良質な油が不足する一方で、低質な油、有害な油が現代の食生活に氾濫していることと無関係ではありません。そこで、低質な油、有害な油、逆に積極的に摂ってほしい油とその摂り方を紹介します。

脂肪酸は大きく分けると、飽和脂肪酸と不飽和脂肪酸の2つに分類されます。飽和脂肪酸は、前述したように肉類や乳製品などに多く含まれます。一方の不飽和脂肪酸は、植物性の食品や魚に多く含まれます。

飽和脂肪酸は硬く流れにくい性質なので、体内にたまりやすく血管内に付着して動脈硬化を引き起こします。不飽和脂肪酸は流れやすい性質ですので、細胞や血管を柔軟に保ち動脈硬化を防ぎます。

推奨するのは不飽和脂肪酸ですが、この不飽和脂肪酸はさらに、オメガ3、オメガ6、オメガ9の3種類に分かれます。そのうちオメガ3とオメガ6は、人が必ず外から取り入れなければならない、必須脂肪酸といいます。この必須脂肪酸は良質なエネルギー源であると同時に、細胞の構成要素としても、ホルモンの材料としても、それ以外の多くの体の構造、機能のためにも不可欠なものです。最近では多くの研究者が、この必須脂肪酸が人間の食事にはきわめて重要であることを明らかにしています。

オメガ3を多く含む油は、亜麻仁油、エゴマ油、しそ油などです。食用油以外では、アジ、イワシ、サンマ、サバ、サケ、マグロ、カツオ、ブリなどの青魚の含有量が豊富で、緑色野菜、くるみ、大豆などにも含まれています。

一方のオメガ6を多く含む油には、大豆油、コーン油、なたね油（キャノーラ油）、ごま油（エゴマ油とごま油は別物です）、紅花油、ひまわり油などで、よくご存じのものばかりです。食用油以外では、さまざまな加工品をはじめ、菓子類、落花生、アーモンド、くるみ、ごま、油揚げなどに含まれています。

必須脂肪酸の摂取で大切なことは、オメガ3とオメガ6の比率です。理想的な比率は1対1から1対4といわれています。人類の食事は、この比率に収まるような内容が長く続いたため、体がこの比率にもっともよく対応するからです。

しかし現代の食生活では、揚げ物や炒め物、マヨネーズ、ドレッシングなどで、オメガ6の脂肪酸は意識をしなくても必要量以上に体に入ってきます。むしろ、「いかに摂らないか」を考えなくてはいけません。

それに対して、オメガ3の摂取量は年々減少傾向にあり、多くの人がほとんど摂っていないのが現実です。その結果、オメガ3とオメガ6の比率は、1対数十とか1対100以上という、考えられない比率になっています。これがアレルギーや代謝異常の原因になることがわかっています。

しかも、オメガ6ばかりを過剰に摂取すると、オメガ3の脂肪酸の吸収を妨げて、ますます体内バランスが悪くなります。脂肪摂取の大きな問題点がここにあります。

摂ってほしいのはオメガ3の脂肪酸

ところで、亜麻仁油、エゴマ油などオメガ3の食用油をご存じでしたか？　存在さえ知らなかった人、聞いたことはあるけれど使ったことはない、という人がほとんどではないでしょうか。

その理由は単純です。油の価格にあります。亜麻仁油、エゴマ油、しそ油は、200グラム未満の容量で千数百円するのがほとんどです。大豆油やコーン油の特売と比べると、グラム当たりで20~30倍くらいにもなってしまいます。日頃から家計のやりくりに苦労している主婦には、とても手が出る金額ではありません。だから、たくさん売れる商品ではありません。

そのせいもあってオメガ3の油は、多くのスーパーでは扱っていないか、扱っていてもアイテムがせいぜい1つか2つで、棚の隅の方にちょこんと置かれています。

ところが、このオメガ3脂肪酸の体内での働きが、言い表しようがないくらいにすぐれています。主だったものだけでも、次の通りです。

・脳神経の発育や機能を維持し活性化する。
・血液の粘度を下げて、血流をサラサラにする。
・細胞膜やホルモンをつくり、ホルモンバランスを整える。
・血中の中性脂肪値を下げ、ＨＤＬ（善玉コレステロール）値を上げる。
・新陳代謝を促し、老廃物を効率よく排泄する。
・血栓がつくられるのを抑制し、動脈硬化を防ぐ。
・アレルギーの症状を和らげる。

とりわけ注目されている効果が、乳ガン、卵巣ガン、前立腺ガン、大腸ガンなど、ホルモン依存性ガンの抑止、進行阻止するというものです。これは、前節で説明した牛乳・乳製品によるガンのリスクの裏返しです。

この対ガン効果については、亜麻仁油の原料である、亜麻の種の中に含まれるリグナンという繊維が、人の小腸の中の細菌によって、非常に強力な抗ガン物質に変化することが明らかになっています。

オメガ3の脂肪酸が、ガンの予防と治療に効果があることは以前から知られていました。

１９８６年の『アメリカ国立ガン研究所ジャーナル』誌には、オメガ３の脂肪酸の一つであるアルファリノレン酸が、正常細胞に害を与えることなく人間のガン細胞を殺すのに役立つ、ということを示した研究結果を紹介しています。

多少値が張るとはいえ、これだけ体への影響が期待されるのが、オメガ3の脂肪酸です。なかでも亜麻仁油はオメガ3の含有率がもっとも高いので、食に関心の高い人のあいだでは必須アイテムになりつつあります。

賢い一流アスリートは、亜麻仁油（オメガ3）を摂取していると体内の酸素が効果的に活用されるため、疲労や病気からの回復が早くなる、ということに気づいています。

それを物語る、テレビのシーンが記憶に残っています。元読売ジャイアンツの桑田真澄氏と、テキサス・レンジャーズに移籍の決まったダルビッシュ有選手との対談でのこと。現役のときから食事に関心の高かった桑田氏が、「自分は亜麻仁油を使っていた（いる）」と話せば、ダルビッシュ選手は「ボクはえごま油を摂っている」。本当に驚きました。一流アスリートが一流たるゆえんは、こういうところにも自己管理を徹底させているのだとひたすら感心しました。彼らは、よい脂肪を摂れば体のキレやコンディションの調整に大いに役立つことを、体でわかっているのです。

閑話休題。どんなに体によいことがわかっていても「買えないものは買えない」という場合にはどうすればよいのでしょうか。

このオメガ3の脂肪酸は、亜麻仁油などの食用油だけではなく、アジ、イワシ、サンマ、サバ、サケ、ブリなどの青魚やジャコ、イリコといった小魚にも豊富に含まれています。「肉はよくないけれど、魚だったら……」といわれる大きな理由は、この脂肪酸の違いがあります。このオメガ3のうち、サプリメントでも有名なDHAという脂肪酸は青魚の頭部に集まっていますので、食べるときは極力まるごと食べてください。

ただし、このオメガ3の脂肪酸が豊富な青魚というのは、天然ものに限ってと考えてよさそうです。海の世界では、プランクトンや海藻を小魚が食べ、その小魚を大きな魚が食べるという食物連鎖が循環しています。その過程で、プランクトンや海藻に含まれているオメガ3の脂肪酸が、魚の体に摂り入れられます。

しかし、養殖魚は人為的な餌が与えられている場合が多く、そこからのオメガ3の摂取はほとんど期待できません。現代の食生活で脂肪酸バランスを保つのがむずかしいのは、こういう事情もあります。魚を買うときには、脂肪酸のことも少し頭に入れて、天然魚を中心に選ぶとよいでしょう。

もう一つ話がそれますが、天然魚を選ぶときのポイントがあります。それは、できるかぎり小さな魚にしたほうが無難であるということです。理由は、先ほどの食物連鎖にあります。

食物連鎖で小さな生物から大きな魚に移っていくのは、よい油だけではなく、体に悪い物質まで取り込まれていきます。その代表例が、水銀、カドミウム、ヒ素、鉛といった有害金属といわれるものです。このような金属が体にたまっていくと、視神経障害や末梢神経障害が起きる可能性があります。魚たちは、このような有害な物質を排泄する機能を持っていません。したがって、大きな魚が小さな魚を食べれば食べるほど、体内には有害金属が溜まることになり、濃縮されていきます。これを生物濃縮といいます。

マグロやカツオはたしかに旨いですが、体のことも考えて食べ過ぎないようにしてください。

なお、不飽和脂肪酸のもう一つのオメガ９ですが、その代表的なものにオリーブオイルがあります。オリーブオイルは、加熱しても酸化しにくいという特性があります。すべての食用油のなかでも、その点ではもっともすぐれています。加熱料理をするときには、ぜひ使用してください。なかでも純度の高いエキストラバージンと表記されたものがおすすめです。

危険な脂肪酸もある

ここまで、植物性の油に多く含まれる不飽和脂肪酸の話をしましたが、同じ植物油でも非常に危険な油があります。この危険な油は、私たちの食生活のあちこちに入り込んでいるので、すべての人にとって他人事ではありません。

その危険な油とは、一般にトランス脂肪酸といわれるものです。トランス脂肪酸を説明するには、その代名詞ともいわれるマーガリンを例にとれば理解しやすくなります。

バターが飽和脂肪酸を多く含む動物油のため、肥満や動脈硬化を気にする人のための「ヘルシー」な代用品が、植物油であるマーガリンです。

しかし、植物油は常温では液体です。液体ではバターの代用品として使えません。そこで考えられたのが、水素を添加するという方法です。水素を加えれば、元素結合していない不飽和の部分が結合されて固体化するのです。こうしてつくられたのがマーガリンですが、材料は植物油であっても、人為的に水素を加えて化学変化をさせた、まったく別のものになります。これが自然界には存在しない、トランス型といわれる脂肪酸です。

マーガリンが世に出てきた当初は、これが体にとって異物であるとは思われていませんでした。しかし、高倍率、高精度の顕微鏡が開発されると、これは自然の脂肪酸とはまったく形が違っていることがわかってきました。人工的なマーガリンの分子を顕微鏡でのぞいてみると、プラスチックの分子構造にそっくりなのです。

バターとマーガリンを小皿にのせて、虫がやってくるのに好都合な窓ぎわに並べておくとどうなるかという実験で、バターとマーガリンの違いが目で見てわかります。自然の食品であるバターの上にはハエや蟻がたかるのに対して、マーガリンには虫も寄りつかないのです。水素を添加してつくられた人工的な油であるマーガリンには、自然なものしか口にしないハエや蟻もそっぽを向いてしまうのです。

人工的なトランス脂肪酸が体内に入って細胞膜の材料として使われてしまうと、細胞が正しく機能しなくなります。人間の体は人工的な脂肪酸を代謝するのには適していないので、体内に蓄積しやすいという問題も起こります。蓄積が進むと、悪玉のＬＤＬコレステロール値を高め、善玉のＨＤＬコレステロール値を下げます。これが動脈硬化の引き金になって、心臓病や脳卒中の原因になるという指摘があります。

アメリカでは１９９２年に、ニューヨークタイムズ紙の一面で米国農務省により発表されています。ニューヨーク市では、２００５年9月からトランス脂肪酸の使用を控えるよう、市内の飲食店に呼びかけました。続く２００６年には、全米で食品中のトランス脂肪酸含有量の表示が義務付けられました。

日本はというと、２０１０年に当時の消費者庁担当大臣の福島瑞穂氏が、トランス脂肪酸含有量の表示義務付けを叫んだこともあって、その検討にやっと入ったところです。

このトランス脂肪酸が含まれている油脂は、マーガリンだけではありません。

マーガリンに比べて油脂の含有率が低いファットスプレッドという商品もその仲間です（マーガリンが80％以上、80％未満がファットスプレッド）。コーヒーフレッシュという小さな容器に入ったミルクのような液体やアイスクリーム、カレールー、マヨネーズなどにもトランス脂肪酸が含まれています。

それ以外にも、ショートニングとか加工油脂など名前を変えて、トランス脂肪酸はあらゆる商品の中に紛れ込んでいます。ショートニングとは、マーガリンから水分と添加物を除いて純度を高めた油脂にしたもので、これもマーガリンの兄弟のようなものです。家庭で使われる単体の商品ではないので気づきにくいですが、ショートニングの使用例はきわめて広範囲です。ほとんどの食パンや菓子パン、ケーキ、ドーナツ、クッキー、スナック菓子などに使われています。袋に表示してある成分表を見ればわかります。あのサクサク感やフワフワ感はショートニングあってこそ可能なのです。

見た目だけでは体によさそうな食パンにも、マーガリンかショートニング、あるいは両方が入っているものもあります。その食パンにマーガリンをべったり塗って食べれば、トランス脂肪酸の三重奏。そんな冗談で済む話ではありません。

トランス脂肪酸の説明を読みながら、読者の中にはある疑問が浮かんだのではないでしょうか。

「スーパーやコンビニの商品だったら、表示を見ればわかる。しかし、表示のない商品はどうすればよいのか」

そうです。焼きたてパンや揚げたてドーナツ、ファストフード店のフライドポテトやフライドチキン。それ以外の外食店や持ち帰り弁当などでも、どんな油を使用しているのかは目で見てもわからないのです。危険な油がどれだけ入っていても、表示はないために確かめようがありません。製造者に聞いたとしても、まさか危険な油とは答えないでしょう。

確かなことは、外食店も中食店も商品が売れなければ成り立たないということです。常識的に判断すれば、食感や歯触りをよくするために、それに適した油があれば使用するのが商売ではないでしょうか。そこに外食や中食中心の食生活の危険性がはらんでいます。

酸化した油にも注意

危険な油のほかに、もう一つ気をつけたいのが低質な油や酸化した油です。低質な油とは、簡単に言ってしまえば、スーパーなどであまりにも安く売られている油だといってもよいでしょう。

たとえば不飽和脂肪酸のなかの大豆油とコーン油。大豆はもともと油を絞るのがむずかしく、コーンは脂肪の含有量が少ないという特徴があります。そのため、伝統的な圧搾製法でつくるとコスト高になります。

そこで化学溶剤を使って精油し、高温処理されて工業的に大量生産されます。自然に絞ったものとは程遠い、工業製品として市場に出まわります。外食も中食で使われている油も、コスト事情から推測すると、一円でも安い大豆油やコーン油が中心だと思われます。

次に酸化した油ですが、酸化するとは空気に触れて変質する、物質によっては錆びてしまうことです。リンゴを切ったまま置いておくと変色するのは誰でも知っているでしょう。

油でも同じです。どのような方法で抽出した油でも、空気や光、熱に当たると同時に酸化します。その油を大量に体に入れると、体を錆びつかせてしまう活性酸素を発生させて、体内の細胞や組織を酸化させてしまいます。活性酸素は細胞のＤＮＡを傷つけ、シワやシミをつくり、老化を促進するだけでなく、発ガンの原因にもなります。

酸化した油で要注意なのが、ここでも外食や中食です。外食や中食の揚げ物には次のようなリスクがあります。

①油を繰り返し使っているために、酸化している場合がほとんど。
②高温で揚げることにより、活性酸素の一種である過酸化脂質が発生する。
③フライドポテトなどでんぷんを多く含む食材の場合は、高温で揚げたときにアクリルアミドという発ガン物質が発生する。

①揚げる油がすでに酸化していると言うのは、私も外食店出身者だったからです。20代のときに大手ハンバーガーチェーンで働いていたので、厨房の内情も見ています。

ポテトとかチキンを揚げるフライヤーという機械があって、そこに使う油をまるごと交換するのは1週間に1回くらいだったと記憶しています。それはコストの問題もありますが、油の交換作業が大変だからです。油の抜き取り、廃棄、フライヤーの洗浄、殺菌、そして新しい油の流し込み。この一連の作業は本当に大変で、なかなか毎日できるものではありません。1週間に1回はまだいいほうで、ほとんど交換しない店もあるという話を聞きます。

もちろん1週間に1回でも、とんでもないことです。1日に200～300回くらいは揚げていたので、1週間ということは数千回です。減った分だけ継ぎ足して、揚げ続けているのです。運よく交換した直後の油で揚げた場合を除いて、店舗で提供している揚げ物は、使い古された酸化油でくるんでいる商品だと思ってください。

どうしても唐揚げが食べたい、てんぷらが食べたいというのであれば、自宅で新鮮な油を1回だけ使って調理してください。比較的酸化しにくい菜種油やキャノーラ油、ごま油がおすすめです。ただし、オイルポットで保存して使い回したら同じことですので、もったいないけれど使用は1回きりにしてください。
②および③についてですが、外食や中食の揚げ物以外にも、過酸化脂質を多く含む食品には、かりん糖やインスタントラーメン、各種の半調理食品などがあります。一方、アクリルアミドを発生していると思われる食品は、おなじみフライドポテトやポテトチップです。
過酸化脂質やアクリルアミドは、揚げる温度が上がるほど増加します。厚生労働省の研究報告では、揚げる温度を10℃下げるとアクリルアミドの生成量が半分以下になることが分かっています。しかし多くのフライドポテトやポテトチップは、サクサク感やカリカリ感を出すために、メーカーや店舗でかなりの高温で揚げています。あのおいしさは、リスクと裏表一体ということを知っておきましょう。

自宅でてんぷら料理をするときには、油の温度を１７０℃まで揚げずに１６０℃付近で止めておいて、使う食材にイモ類は除いたほうが体にはやさしくなります。フライドポテトやポテトチップ以外にも、スーパーで空気にさらされた状態の唐揚げやコロッケ、てんぷらなどの揚げ物には手を伸ばさないほうがいいでしょう。

もうひとこと言わせていただきます。かつて私が勤務していたハンバーガー店で、揚げ物用に一週間くらい使い続けていた油とは……ショートニングでした。ということは、その店のフライドポテトは酸化油、トランス脂肪酸、過酸化脂質、アクリルアミドという、ガンリスクの四重奏《カルテット》ということになります。

まったくシャレにもなりません。こういう危険で不健康なものが市場に氾濫している現状を、国や自治体が野放しにしていることも問題です。

２０１１年９月、ハンガリー政府は通称「ポテトチップス税」を導入しました。ポテトチップ以外にも、包装された市販のケーキ、ビスケット、アイスクリームなども課税対象になります。塩分や糖分がとくに高い食品に課税する、というのが大義名分のようですが、むしろ酸化油、トランス脂肪酸、過酸化脂質、アクリルアミドといった、油による健康被害から国民を守ることが期待されます。

わが国でも、たばこ増税に加えて、このような国民の健康を考えた税金を検討してほしいものです。

◆コラム　白砂糖について◆

肉類や乳製品、あるいは低質かつ過剰な油脂類の摂取と並んで、白砂糖がさまざまな生活習慣病を誘発させることは、かなり以前から指摘されていました。

たとえば１９７９年に出版された『純白、この恐ろしきもの——砂糖の問題点』（ジョン・ユドキン著、評論社）という本があります。この本のなかで、工業的に精白された白砂糖を大量に摂取することの危険性が書かれています。具体的には、白砂糖が糖尿病や低血糖症のみならず、動脈硬化や心臓病の引き金になると警鐘を鳴らしています。ガンに関しては、そのメカニズムこそわからないものの、一部のガンと白砂糖の消費量との関連性を指摘しています。

それから30年以上たって、今もその因果関係が完全に解明されたわけではありませんが、わかってきたこともあります。白砂糖の成分の98〜99％を占めるショ糖が、ガン細胞を増殖させているようです。

ショ糖は、ブドウ糖と果糖が1つずつ結合した2糖類です。ブドウ糖も果糖も単独ではすぐれた栄養素なのですが、この2つがくっつくことにより悪者に変質してしまいます。ブドウ糖と果糖の結合は強く、なかなか切り離せません。大量の砂糖を体に入れると、分離されなかったショ糖が腸の中で悪玉菌のエサになって繁殖の原因になります。

繁殖した悪玉菌を退治しようと白血球が駆けつけますが、退治したあとの白血球の残骸から大量の活性酸素が発生します。その活性酸素が発ガンの引き金になる可能性があります。

それ以外にも、ショ糖とガン増殖のメカニズムを、無酸素状態を好むガン細胞の性質から説明する専門家がいます。

白砂糖は、その精製の過程でビタミンやミネラルが剥がされた「空のカロリー」といわれている食品です。空のカロリーは無酸素状態でもエネルギーを発生させるので、この無酸素のエネルギーをガン細胞がエサにしているのではないかとする説です。

また、空のカロリーである白砂糖を大量に摂取すると、体内のミネラルバランスが崩れて、免疫システム、消化システム、脳神経システムなどの機能を低下させてしまいます。

免疫システムが低下すると、白血球の働きも弱くなり、外からの細菌やウイルスに対する処理が不十分になってしまいます。

第6章であらためて説明しますが、白血球の中のリンパ球には、日々出現するガン細胞を退治してくれる免疫細胞が数種類あります。免疫機能が低下するということは、免疫細胞のガンに対する攻撃力も弱くなり、結果としてガンの増殖を助けることになります。

白砂糖の害はそれだけにとどまりません。

ショ糖の入った食物は、胃や腸のなかで悪玉菌や真菌（カビ菌）のエサとなり、それらを繁殖させます。そのため、胃炎や大腸炎、食道炎など消化器系の炎症を起こし、胸やけ、胃痛、下痢、便秘などの症状が出ます。腸内腐敗は進行し、免疫の低下を含めて全身に悪影響を及ぼします。

それ以外にも、白砂糖を大量に摂取すると糖尿病、肥満、心臓病、脳梗塞、老化の進行、アレルギーなど多くの病気を引き起こす危険物質であることがわかっています。

ショ糖が体内に入ると、ブドウ糖と果糖に分解されないまますぐに吸収され、血中に入り血糖値が上昇します。そこで血糖値を抑えるインスリンが出現しますが、インスリンが血中に到着するころには、ショ糖はすでに流れてしまっていることが多いのです。すると、残されたインスリンが必要以上に血糖値を下げてしまいます。これが低血糖です。

近年の子どもが「キレる」という状態。暴力、非行、犯罪、情緒不安、イライラといった諸問題は、この低血糖が常態化していることが多分に影響しているといわれています。

ショ糖も強い酸性形成食品（体内で酸性物質を形成する食品）です。したがってそれを中和するために、骨や歯に蓄積されたカルシウムを溶かす「脱灰」の現象が起こり、骨粗しょう症のリスクが高まります。

誤解が生じないように補足しておきますが、「甘い」「糖分」という共通項で、砂糖と果物を同一視している人がいますが、この2つはまったくの別物です。果物の甘さは砂糖によるものではありません。なにより果物は白砂糖と違って、ビタミン、ミネラル、ファイトケミカル（抗酸化物質）、食物繊維が豊富です。良質な水分やアミノ酸も含まれています。栄養価がきわめて高く、ガン予防にも申し分のない食品です。

それだけでなく、果物に大量に含まれている酵素がそれ自体を自己消化してしまうので、胃や腸に負担をかけません。胃や腸は、朝起きてから動きだすのに1〜2時間かかるので、朝食代わりの果物は体にもやさしい栄養食です。

果物はそのまま食べても結構ですが、生ジュースにするとさらに消化がよくなります。最近では、果物の酵素を壊さずに搾ることができる、低速ジューサーというものが販売されていますので、朝時間のない人や、無理なくたっぷり栄養を摂りたい人にはうってつけです。

その一方で、食後のデザートに果物を食べている人が多いと思いますが、これは好ましい食べ方ではありません。ご飯や魚、肉などは、果物と違って消化に時間がかかり、胃の中で3〜4時間くらい滞留します。一方で、果物はその消化力のよさから、本来なら食べてから30〜40分くらいで胃から腸へと流れていきます。

ところが食後の果物になってくると、前に食べた消化物が胃をふさいでいて通過できません。通過できないどころか、胃の中で他の消化物と混ざって発酵がはじまり、せっかくの食事もデザートも腐敗してしまうことがあります。果物は、食前、間食、あるいは朝食として単独で食べることをお勧めします。

第5章……生活習慣を変えれば予防できる

ガン予防かんたん10ヵ条 その4　タバコをやめる

200以上の有害物質が

喫煙は食生活の乱れと並んで、ガンの3大原因の1つです。ただ、食事とは違って、以前からわかっていたことであり、ある程度は認識されていますので、ここでは喫煙のみの章立てはせず、この一節でまとめました。読者のほとんどは非喫煙者だと思いますが、非喫煙者も十分に注意すべき受動喫煙にも触れましたので、どうか最後までお読みください。

タバコが体に有害なのは否定しがたい事実です。

タバコの煙のなかには、約4000種類以上の化学物質が含まれていて、このうち約200種類以上が有害物質、約60種類以上は発ガン物質、発ガン促進物質であることが分かっています。代表的な有害物質としては、ニコチン、一酸化炭素、タールがあります。マイルドであろうがライトであろうが、有害なものは有害です。

私はタバコを吸ったことがないので、マイルドやライトがどういうものかよくわかりません。が、喫煙者から聞いた話では、低ニコチン、低タールのタバコが増えたことで、「何か物足りない」感じがして煙を深く吸い込む（肺の奥まで吸い込む）人が多いそうです。

いずれにしても、有害なことに違いありません。

ニコチンは交感神経を刺激する作用があるため、末梢血管が収縮して血流が悪くなります。そのため血圧が上昇して脈拍が速くなるので、心臓に負担をかけて血管の老化を促進させます。

一酸化炭素が発生すると酸欠状態になることは、ご存知かと思います。一酸化炭素は、酸素よりも約２００倍の強い力で赤血球中のヘモグロビンと結びつくためです。タバコを吸うと、この一酸化炭素の働きにより酸素がヘモグロビンと結合しなくなり、体の隅々に酸素が運ばれなくなるために軽い酸欠状態になります。また、一酸化炭素とニコチンは、動脈硬化を促進させる作用があり、虚血性心疾患を引き起こします。

タバコの煙を集めて冷やすと、黄褐色のネバネバした液体、つまりヤニができます。このヤニのもとがタールです。タールにはベンツピレンなどの発ガン物質が多く含まれています。発ガン物質の多くは体内で活性化され、細胞内のＤＮＡに結合してＤＮＡ付加体というものが形成されます。このＤＮＡ付加体によって遺伝子の変異が引き起こされて、発ガンすることが分かっています。

もちろん、同じ本数のタバコを吸っても、ガンになる人とならない人がいます。これはタバコの発ガン物質に対する感受性の違いです。同じ量の酒を飲んでも、顔が赤くなる人とならない人がいるのに似ています。すぐに顔が赤くなる人は、アルコールの代謝物である、アセドアルデヒドという有害物質を解毒する酵素が少ないのです。

これと同様に、体内には発ガン物質である、ベンツピレンを解毒処理する能力を持つ酵素が存在します。この解毒する酵素の活性度が高ければ、正常に無害化する処理がおこなわれます。酵素の活性度が低い場合には、逆にベンツピレンが体内で活性化しやすくなり、発ガンのリスクが高くなります。

ハイリスクの喉頭ガンと肺ガン

わが国で行われた平山の計画調査（国立がんセンター疫学部長（当時）の平山雄氏による大規模な調査で、1966年から1982年までの観察に基づくもの）によると、男性では、喫煙者は非喫煙者に比べて、喉頭ガンで32・5倍、肺ガンで4・45倍、それぞれ死亡リスクが高くなるという結果が出ています。男性のガン死亡者のうち、喉頭ガンの96％、肺ガンの72％、すべてのガンの32％は、喫煙によるものと推定されています。

喫煙が引き起こすガンは、煙が直接ふれる喉頭ガンや肺ガンにとどまりません。唾液に溶け込む発ガン物質が影響を及ぼす食道ガンや胃ガン、体内に吸収された発ガン物質が影響を及ぼす肝臓ガンや膵臓ガンも喫煙と無関係ではありません。それ以外にも、排泄過程で影響が出る腎臓ガン、膀胱ガンや子宮体ガンも喫煙との因果関係が指摘されています。

タバコの害によるガンが、何年くらいの期間を経て発症するのか、つまり潜伏期もわかってきました。統計によると、世界中で喫煙率がもっとも高かったのは、第二次大戦後しばらくしてからで、その25年後くらいに肺ガンによる死亡者数がピークになりました。日本では、もっとも喫煙率が高かったのは１９６６年で、男性は約70％でした。それから約四半世紀たった１９９０年過ぎに、やはり肺ガンによる死亡者がピークとなり、その後わずかながら減少に転じています。

この２つのデータは喫煙率と「死亡者数」の相関関係ですので、喫煙から「発症」までの潜伏期は、おおよそ20年から25年と推定することができます。

「喫煙率は年々減少しているのに、肺ガンも喉頭ガンも減ってはいない」ことを理由に、喫煙とガンの因果関係を否定している一部の専門家がいますが、その見解には潜伏期が考慮されていない可能性があります。喫煙と発ガンには、長いタイムラグがあります。

そして私が懸念しているのは、女性の喫煙率が昭和40年くらいから平成10年前後にかけて、ほぼ一貫して上昇していたという事実です。おおよそ20年から25年のタイムラグを考えると、今後のことが気に掛かります。

ですから、その後タバコをやめたという人でも、油断することなく食事や生活習慣を改善して、ガン予防に努めてほしいと考えています。

言うまでもないことですが、タバコによる疾患のリスクはガンにとどまりません。喫煙の害は、煙の悪影響がダイレクトに及ぶ呼吸器系にまず現れます。代表的なものは、肺気腫や肺炎、慢性気管支炎です。

肺気腫は、酸素と二酸化炭素を交換する肺胞の破壊が進み、ガス交換の効率が悪くなる病気です。肺気腫になると、一度破壊された肺胞は二度と元通りにはなりません。

肺炎は肺胞に炎症がおこる病気です。タバコの有害物質によって免疫機能を破壊されているので、細菌に感染しやすくなるのです。慢性気管支炎は、気管支が炎症を起こして、咳や痰が常に出る状態です。それ以外にも、呼吸困難や呼吸減退など呼吸機能の障害や低下を引き起こすリスクがあります。

こういったことを知らずにタバコを吸っている人はいないとは思います。が、生命維持の基本である呼吸が障害を受けると、日常のＱＯＬ（生活の質）が著しく低下することをあらためて記しておきます。

喫煙者は非喫煙者に比べて、アルツハイマーや認知症を発症するリスクが高いということもわかってきました。これは、アメリカの医学誌「精神医学」に発表（２００９年9月）されたものです。オランダのブレントラー博士らの研究チームが、55歳以上の男女６８６８人の健康状態を7年間にわたり追跡調査しました。

その結果、調査開始時点で喫煙していた人は、非喫煙者や元喫煙者に比べて、アルツハイマーで56％、認知症で47％、リスクが上昇することがわかりました。裏づけとしては十分とはいえないかもしれませんが、喫煙は血管を収縮させ、活性酸素を増やして細胞を破壊することを考えれば、ありえないことではありません。

それ以外にも、血管の収縮や細胞破壊が進めば、脳委縮、くも膜下出血、脳出血などの脳疾患をはじめ、白内障、胃潰瘍、心筋梗塞、糖尿病など、さまざまな病気を発症しやすくします。

バカにできない受動喫煙

先ほどの平山の計画調査では、世界ではじめて受動喫煙の害を明らかにしたことで注目されました。タバコを吸ったとき、吸いこむ煙を主流煙、火がついているところから立ち昇る煙を副流煙と呼びます。じつは、タバコの葉やフィルターを通る主流煙よりも、直接大気中に広がる副流煙の方が有害物質を多く含むのです。

たとえばニトロソアミンという発ガン物質の場合、副流煙の方が主流煙に対してなんと52倍、アンモニアは46倍も多くなるのです。先程の3つの有害物質の場合でも、ニコチンが2・8倍、一酸化炭素が4・7倍、タールが3・4倍、主流煙よりも副流煙の方が多いといわれています。

このために、自らはまったくタバコを吸わない人でも、この副流煙を吸い込む受動喫煙が非常に問題視されています。この副流煙とガンとの相関関係はというと、たとえば配偶者が喫煙する場合では、肺ガンのリスクが女性では20％、男性では30％くらい増加します。職場での受動喫煙の場合には、同じく12～19％くらい上昇すると推定されています。

子どもへの受動喫煙の影響も指摘されています。たとえば、両親のいずれかがタバコを吸っている場合。その家庭で25年以上過ごした子供は、成人してから肺ガンになる確率が2倍ほど高くなります。両親とも喫煙している場合には、約半分の12年で倍になります。

わが国では、２００３年5月に施行された健康増進法において、受動喫煙に関する項目が定められました。具体的には、多数の人が利用する施設において、管理者は「受動喫煙を防止するために必要な措置を講ずるように努めなくてはならない」という規定が整備されました。

神奈川県はこれをさらに進めるために、公共的施設における受動喫煙禁止条例を制定し、２０１０年４月に施行しました。その中で、規制対象を公共施設だけではなく、飲食店や娯楽施設にまで広げました。初めて罰則規定も盛り込まれました。

もちろん、関係する事業者からは大きな反発を受けました。しかし私は、こういう人たちには、受動喫煙の害と非喫煙者の不快感、そして世界的なタバコ対策の推進における日本の立ち遅れをもっと認識していただきたい、と強く思います。神奈川県の動きこそが、先進国のスタンダードです。

ただ、そういう心配をしなくても、飲食店や公共施設、公共交通機関の禁煙への流れはますます加速をつけて、止まる気配がありません。

一例ですが、店内全面禁煙のスターバックスコーヒーが、ますます店舗展開を加速して収益も伸ばしています。多くの人は、空気がきれいな場所で、快適な飲食や時間を楽しみたいと考えているはずです。

その後も、カレーハウス「ココ壱番屋」や「はなまるうどん」など、全面禁煙の波は広がりを見せています。今や国民の８割を占める非喫煙者（未成年を含む）を敵に回しては、結果として消費者の支持を得られないことを、チェーン店がやっと気がつき始めたというところでしょうか。そういう意味では、この国にも健全で正常なムーブメントが機能している、と見ていいのかもしれません。

では最後に、いまだタバコがやめられない人へ、ある禁煙法をお伝えします。といっても私は喫煙経験がありませんので、これは完全な受け売りです。

私が尊敬するワタミ㈱創業者の渡邉美樹氏が、イメージを用いる方法で禁煙を成功させたという話があります。渡邉氏は「二度と吸うまい」「やめなくてはならない」と禁止事項を自分に課すのではなく、タバコを「吸っていない」自分を常にイメージしたそうです。煙の漂わないきれいな空気の清潔な部屋で、さっそうと仕事をする自分の姿を思い描き続けました。吸わない自分をそのようにポジティブなイメージでとらえることにより、十数回目にして初めて禁煙を成功させました。

40歳を過ぎても遅すぎることはありません。予防を思い立ったその日から、まずは禁煙にチャレンジしてください。

ガン予防かんたん10ヵ条　その５　体温を上げる

低体温はガンがよろこぶ

健康的な体を維持するのに最適な体温は、36・５℃前後といわれています。それよりも体温が低い場合、一般的に36℃以下を低体温といいます。

低体温の状態では血液の流れは滞ります。血流がよくないと新陳代謝が悪くなり、内臓の働きや排泄機能も低下します。

近年夏になると多発する熱中症も、低体温と無関係ではありません。低体温で血流が悪く、排泄機能の一つである発汗が十分でないために放熱がうまくいかないのです。

低体温では、病気と闘う免疫力も弱くなってしまいます。体温が１度下がると、代謝が12％、免疫力が30％低下するといわれています。１℃の体温差でこれだけの免疫の違いが出るのは、白血球が免疫の要に存在しているからです。白血球は体の中を巡って、細菌やウイルスなどの異物をすばやく発見し、応援の白血球を呼んで迅速に退治します。

ところが低体温で血流が悪いと、異物の発見は遅れ、応援の白血球も到着が遅く、数も少なくなります。そのために細菌やウイルスに免疫が負けて、病気になってしまうのです。

慢性的に体温が低く、代謝や免疫力が下がり続けると、ガン発症のリスクが高くなります。

ガン細胞は低体温を好みます。ガン細胞がもっとも活発に増殖する体温は35℃台（とくに前半）です。低体温の人は、朝起きたときの体温が35℃台前半の場合が少なくありません。この体温は、ガン細胞にとっては増殖するのに都合のよい環境です。

一方でガン細胞は酸素が嫌いで、酸素を必要としない嫌気性といわれる呼吸をして、エネルギーを発生して大きくなります。

酸素を体内に運んでくるのは血液（赤血球）です。血流がよければ、酸素もしっかり行きわたってガンになりにくいということです。その証拠に、血流が盛んで血液の出入りが激しい心臓と脾臓にはガンは発生しません。心臓ガンや脾臓ガンなんて聞いたことありませんよね。逆に、血流が悪くなった低酸素で低体温の状態というのは、それだけ要注意です。

今、温熱療法院をやっていて気が気でないのは、若い人、なかでも女性の体温の低さです。顔色が悪くて疲れている女性に平熱を聞いてみると、36℃に届いている人はほとんどいません。ガン細胞にとって都合のよい、35度台前半という声もしばしば聞きます。だから心配になってしまうのです。

女性が男性に比べて冷えやすいのは、一つには筋肉の少なさに原因があります。人間の体の中でもっとも熱を発生させるのは筋肉だからです。二の腕や足の太さを気にするのもわかりますが、運動をして筋肉を鍛えた方が、よっぽど体にいいことを憶えておいてください。

筋肉量に加えて現代の低体温を助長しているのは、エアコンの設定温度の低さ、冷たいものの食べ過ぎ、飲み過ぎ、さらに薄着、肌の露出が挙げられます。

エアコンで夏も寒い

エアコンが一般家庭に普及したのは、１９８０年代くらいです。いったん生活に組み込まれると、テレビ、パソコンや携帯電話と同様に、もうなくてはならない存在になってしまいます。もともとはなくても過ごしていたはずなのに、一度その恩恵に預かると、もう元へは戻れなくなります。

戻れないどころか、冷房の使用期間がだんだん長くなっているような気がします。以前は８月を中心とした2～3カ月だったはずです。しかし近年では、早ければ5月くらいから始まり、夏も過ぎた10月になっても冷房をつけることもめずらしくありません。これは温暖化の影響もありますが、それでも半年近くも冷房のお世話になるのは、やはり普通ではないでしょう。

それ以上に普通でないと近年思っているのは、冷房の設定温度（室温）です。現代人の多くは冷やしすぎの傾向がある、と私は常々思っていました。夏の設定温度は本来28℃程度でよいのです。ところが、ほとんどの家庭や職場では、23～25℃前後のところが多いようです。公共施設や商業ビル、交通機関の中も、体の芯まで冷えるような室温です。

なぜ夏に、そんな寒い思いをしなくてはいけないのでしょうか。しかも、CO_2排出による地球温暖化が懸念されている、この昨今に、この冷房の効かせ過ぎです。冷房は、夏の暑さをほどよくしのぐ程度でよいのです。これは、良くも悪くも慣れの問題です。

２０１１年の節電の夏では、設定温度28℃が奨励されましたが、やっと正常な姿に近づいたに過ぎません。今夏以降も、元の室温に戻らないでほしいと願っています。

私の温熱療法院では、夏でもほとんど冷房をつけずに、風を通してしのいでいます。やっていることが温熱なので、室内を冷やすと効果が下がってしまう、という事情はもちろんありますが、それでも、その環境に慣れてしまうと快適に過ごせます。夏は、ちょっと涼しく薄着で快適に過ごせるくらいがちょうどいいと感じています。

沖縄よりも暑い本土

ここ数年、真夏の天気予報を見ていて、ある異変に気づいてはいないでしょうか。亜熱帯地方である沖縄よりも、東京や福岡など、本土の都市の方が最高気温が高いことが多いのです。

これは自動車の排気ガスやアスファルトからの放熱などで、都市部が郊外よりも気温が上昇する、ヒートアイランド現象と思われます。が、なかでもエアコンの室外機から出る排熱が大きいと私はみています。近年はパソコンやサーバーの増加により、オフィスの室内温度も上昇しがちです。それを一気に23～25℃前後まで下げようというのですから、それだけ余計にエアコンに負荷がかかり、室外機からは苛烈な熱風が吐き出され続けます。都市の高層化も進んでいますので（とくに東京）、室外機の密集度も尋常ではありません。

こういった要因が複合して都市の高温化現象が加速されて、35℃超の猛暑日が続くのでしょう。異常気象とはいっていますが、必然のような気がします。

その点、沖縄は31～32℃前後で安定していて、そのうえ風が島を吹き抜けます。以前、私は8月の1カ月間を沖縄で過ごしたことがありますが、蒸し暑くもなく、たいへん過ごしやすかったのを憶えています。その過ごしやすい沖縄で、夏場は半袖シャツのかりゆしウェアが企業や官公庁のフォーマルウェアになっています。

一方で本土の男性は、猛暑でも重装備のスーツを着込んでいます。そのしわ寄せが、夏らしい服装をしているＯＬに及ぶとしたら、これは理不尽です。夏になるとスーツ男性のしわ寄せを食っている女性が多いようです。ただでさえ冷えやすい女性がこういう環境に置かれているのは、非常にゆゆしきことです。

そもそも、夏はほどよく汗をかいて体温調整するのが人間という動物です。その夏に、必要以上に室温を下げて汗を抑え込んでしまったら、汗腺が衰えて人間本来の発汗機能まで封じ込めてしまいます。

発汗する能力が衰えてしまうと、汗によって排泄しなければいけない有害金属など、さまざまな老廃物、毒物が体内に溜まってしまいます。毒素が溜まると血液が汚れ、その汚れた血液が全身を巡り細胞の質が悪化します。これが各種の生活習慣病を引き起こします。

それ以外にも体のなかでは、冷えによる血流の低下、交感神経の緊張、ホルモンバランスの乱れなど、さまざまな症状が進行していることがあります。その状態が長く続くと、ガンのリスク要因の一つになりますので要注意です。

冷えすぎビールのリスク

エアコン以外の冷えの原因にも触れておきます。

まずは冷たいドリンクの飲み過ぎです。アルコール飲料、清涼飲料水とともに売場は百花繚乱の様相ですが、これだけ冷えたドリンクばかり飲んでいては体も冷えてしまうでしょう。さらに砂糖入りの甘いドリンクの場合は、白砂糖そのものが体を冷やすので、二重の意味で体を冷やします。

それにしても気になるのは、エアコンと同様に、ドリンクの温度です。とくに夏のビールの冷たさは普通ではありません。凍っているのではないかと思うくらいのビールが出てくることがあります。こんな冷たいビールを飲むのは、じつは日本とアメリカくらいです。驚かれるかもしれませんが、中国では常温でビールを飲むのが長年の習慣です。本場のドイツでも、13～15℃くらいのほどよい温度でビールを楽しんでいます。

これもやはり慣れなのです。そのくらいの温度で飲み続けていれば、それはそれでおいしく感じるものです。私も自宅では、10℃以下ではビールを飲まないようにしています。

これは、体のことを考えた知恵と良識です。液体は口から入ると、固形物とは違って、胃や十二指腸をサッと通過して腸に届きます。冷え切ったビールを飲むと、ほとんどその冷たさのままに腸に届くことになります。

腸は免疫細胞の約８割が集まっている、免疫の要です。そこが冷たい液体にさらされると、腸壁が傷つくなどして環境が悪くなります。夏に大量の冷えたビールを毎日飲んでいると、腸は荒れて体調が悪くなってしまいます。

また、夏野菜が体を冷やすことはご存知かと思います。夏の暑いときにトマト、なす、キュウリ、ピーマンなどの夏野菜を食べると、ほどよく体温調整をしてくれます。しかし今では、ハウス栽培の発達で、季節とは関係なく夏野菜は手に入ります。スーパーの売場に置いてある野菜は、季節によって大きな違いはありません。季節の境界線がなくなっているので、冬に夏野菜を食べることも普通になっています。これでは体は冷えてしまいます。少なくとも夏野菜だけは頭に入れて、食べる時期を考えてください。

「生野菜は体を冷やす」という理由で、すべての野菜を加熱して調理する人がいますが、それは必ずしも正しくはありません。その理由は酵素にあります。

体内から分泌される消化酵素は、もう一つの重要な酵素である代謝酵素とシーソーのような関係にあります。消化酵素を大量に分泌すると代謝酵素はあまり出なくなり、逆に消化酵素を節約すると代謝酵素をたくさん分泌することが可能になります。

生の野菜や果物には豊富な酵素が含まれています。酵素がその食物自体をある程度自己消化するので、体からの消化酵素を温存できます。そのぶん代謝酵素を分泌できるので、代謝の一作用である「エネルギーの生産」が活発になり、体温が上昇します。生野菜はけっして体を冷やしません。ところが、酵素は加熱すると壊れてしまいます。48℃くらいから壊れはじめ、60℃くらいで完全に破壊されます。

つまり、加熱した野菜は酵素がほぼ失われ、代謝の活性化による体温上昇は期待できません。体を温めるのであれば、むしろ酵素たっぷりの生野菜です。

ゆったり半身浴で体温アップ

最後に、低体温の解消法について触れておきましょう。

お近くに温熱療法の店舗がある場合には、一度体験されることをおすすめします。体の深部までしっかり熱が入るので、体温が上昇するだけでなく、大量の汗が出て溜まっていた老廃物を排出できます。

ご自宅での低体温解消法といえば、やはりお風呂です

お湯の設定温度や入浴時間などは、専門家によっても見解は違いますが、やはりポピュラーなのは、ぬるめの温度でゆったり長めの半身浴でしょう。

入浴効果には、「温める」「汗をかく」ということ以外にリラックスして副交感神経を優位にするという効果があります。ストレスが多い人の場合、（交感神経優位で末梢血管が収縮、血

流が滞るため）それが冷えの原因にもなっていますので、入浴では十分にリラックスするのがいいでしょう。そのためには「気持ちがいい」と感じる38～39℃くらいのお湯が最適です。あまり熱めの湯だと交感神経を刺激してしまいます。

それ以上に大切なのは、最低でも20～30分くらいかけて、ゆったり長めに入ることです。カラスの行水では体の芯まで温まりませんし、発汗効果もほとんど期待できません。

ただ、首まで浸かる全身浴では20分以上入っているのはつらいですし、お年寄りは心臓や肺に負担がかかってしまいます。そこで、半身浴になるのです。「半身浴で本当に体が温まるのか、汗が出るのか」と思う人もいるでしょう。しかし、やってみると驚くほどの温熱効果が得られ、大量の汗が出ます。

半身浴は下半身を集中的に温めて、腎臓を含めた腰から下の血流を促進しますが、実際には全身がポカポカ温まって湯ざめもしません。この理由は、上半身と下半身の体温差にあると思われます。心臓や脳、主要臓器が集まっている上半身は、体のなかでは体温が高めです。逆に、心臓から遠く血流が届きにくい下半身は、相対的に体温は低めです。

下半身を集中的に温める半身浴は、この上と下の体温差を解消するために、結果として全身の血液を流れやすくします。全身浴では、体温が高めの上半身もさらに温まるので、上と下の体温差が解消されずに血流の促進も限定的になります。

半身浴を実践する場合には、入浴前にコップ一杯の水を飲んでください。最初は無理をしないで10～15分くらいから始めて、慣れてきたら20～30分くらいを目安に時間を延ばしてみてください。入浴中もペットボトルを持ち込んで、水分補給をしながら行うのがよいでしょう。

入浴中には腹式呼吸をしてもよし、瞑想をしてもよし。リラックス&免疫力アップの相乗効果が狙えます。ＢＧＭを流すのもよいでしょう。最近増えているヒーリングミュージックやモーツァルトのＣＤを流すと、癒しの効果が高まります。

入浴剤も、体がほぐれて気持ちよくなるので、好みに合わせて使ってもよいでしょう。血流促進の効果がある、炭酸ガスを発生させる入浴剤も増えています。炭酸ガス（二酸化炭素）は、皮膚を通過して毛細血管まで入っていきます。血液中の二酸化炭素濃度が上がると、それを早く心臓に戻し、肺でガス交換しようとして血流の流れが高まります。

「ぬるめのお湯にゆったり半身浴」とは別の入浴法も紹介しておきましょう。

近年、ＨＳＰ（熱ショックタンパク質）という物質が注目されています。これは熱というショック（ストレス）を与えると増えるタンパクのことで、病気などで傷ついたタンパクを修復し、もとの元気な細胞に戻す働きがあります。自己治癒力を引き上げてくれるので、けがや病気の治りが早くなります。さらにＨＳＰは、体内に発生したガン細胞を退治してくれる、リンパ球中のＮＫ細胞を活性化する作用もありますので、ガンの予防にも効果が期待できます。

そこで、ＨＳＰを増やすことを目的とした入浴法が考案されています。

ＨＳＰを増加させるには、一時的に体温を38～38・5℃まで上げる必要があります。その体温まで上げるためには、ぬるめのお湯ではむずかしく、ちょっと熱めの40～42℃くらいの入浴で、しかも全身浴で行います。入浴時間の目安は、40℃で20分、41℃で15分、42℃で10分くらいです。専門家は42℃で10分のパターンを薦めています。

ＨＳＰの効果は、2日後をピークに4日間ほど有効ですので、このタイプの入浴は毎日行う必要はなく、週に2回くらいで十分です。

とはいえ、かなり辛抱を要する、人によっては体に負担を強いる入浴法かもしれませんので、くれぐれも自身の体調と相談して無理のないように実行してください。

ガン予防かんたん10ヵ条　その6　運動をする

深刻な現代人の運動不足

現代人の運動不足は深刻だといわれています。ここでいう運動とは、いわゆるスポーツに限定したものではなく、仕事や家事、育児、買い物、散歩など含めて、体を動かしている時間や負荷のことをいっています。

家庭では、全自動洗濯機は当たり前、乾燥機や食器洗い機も普及しています。最近では、掃除までも全自動でやってしまう、お掃除ロボットなるものが登場しています。テレビ、ビデオやエアコンに限らず、照明などでもリモコンで操作するようになり、立ち上がって2～3メートル動くのも億劫に感じる生活になっています。

職業にしても、肉体労働である農林水産業に従事する人は激減してしまい、代わって事務職、ＩＴなどの座りっぱなしで仕事をする人が増えました。

移動もマイカーの普及により、歩く時間がめっきり少なくなっています。その典型例が沖縄だといわれています。

沖縄では戦後ずっと、全国で唯一の鉄道のない県でした（２００３年、那覇市内にモノレールが開業しています）。そのためか、本土以上にモータリゼーションの波が速く到来したようで、その分だけ歩かなくなったといわれています。

確かに沖縄の人と話をしていると、「１００～２００メートル離れたコンビニへ行くのでも車で」という話はよく聞きます。車を運転しない人でも、本土に比べて非常に安価なタクシーがあるので、それほど不便はしないようです。

２００５年の夏、私は琉球温熱療法の研修で1カ月間、沖縄に滞在していました。歩くのが好きな私は、タクシー代の節約も兼ねてかなり街を歩いたのですが、たしかに私以外に歩道を歩いている人はほとんど見かけませんでした。これでは運動不足になってしまいます。よくよく体型を見ると、若者や壮年期の人の肥満を、本土よりは多く見かけるような気がします。実際に調べてみると、都道府県別肥満比率という指数があって、男女ともに沖縄県がトップです。

第3章で取り上げた沖縄の長寿社会の陰りについては、食生活の変化以外に、この運動不足も大いに関係していると指摘する専門家は少なくありません。

もう一つのデータとして、沖縄は都道府県別の介護保険料でも全国トップです。つまり、寝たきりや介助の必要な人が多いということです。

しかし、どうも運動不足は沖縄に限ったことではないようです。私はよく身近なところで、目を疑うような「歩かない」光景に出くわすことがあります。

私の温熱療法院がある目の前の地下鉄駅構内でのこと。地元銀行のATM1台に何人かが並んでいます。が、そこから50メートルと離れていない駅前に、その銀行の支店があります。歩いても1分とかかりません。支店のATMは7台あって、並ぶことはほとんどありません。構内のATMは、数分から十分近く待つこともあります。その間に支店を往復しても、たっぷり時間は余ります。それでも辛抱強く待ち続けています。50メートルの距離を歩きたくない人が、そのATMまでは一体どうやって来たのか、尋ねてみたくもなります。

もう一つ、会員になっているフィットネスクラブでのこと。フロントがある1階から更衣室がある2階までを、エレベーターを使っている人をほぼ毎回目撃します。エレベーターを待っている間に階段を上れば、確実に先に着くことができます。さらに信じられないことに、2階から1階に降りるのもエレベーターです。いったい何のためにフィットネスに来ているのか、もう理解不能です。

こんなにある運動の効果

運動が身体に与えるよい影響として、自覚的（自身で感じられる）効果としては、動きが軽快になる、食欲が増す、疲れにくくなる、爽快感を得られる、ストレス解消、ぐっすり眠れるようになるなどが考えられます。

それ以外の生理的効果としては、以下のようなものがあります。

・血流の促進
・酸素の摂取（有酸素運動）
・心肺機能の向上
・血管、血圧の正常化：有酸素運動を行うと、血液中のタウリンという血圧を下げる効果のある物質が増える。また、動脈硬化を防ぐ血中ＨＤＬコレステロール濃度が高まることも分かっている。
・骨代謝の改善：運動によって骨に負荷をかけることにより、骨量の減少を食い止めることができる。運動は軽いものであっても、カルシウムを骨に定着させ、骨の形成を活性化させる。
・糖代謝の改善：運動により、インスリン感受性といって、インスリンによるブドウ糖の代謝効率が上がるため、血糖値を下げる効果が期待できる。

・肥満の予防、改善：有酸素運動を続けると、初期には筋肉に貯蔵されたグリコーゲンがエネルギーとして消費される。さらに運動が20分以上続いたときには、脂肪が利用されてダイエット効果が期待できる。
・基礎代謝の増加：運動をすると筋肉量が増えて、基礎代謝量が上がる。1日のエネルギー消費のうち、半分以上は基礎代謝が占めるので、基礎代謝量が増えればエネルギー消費量も増え、肥満防止の効果が期待できる。

運動の内容ですが、ウォーキング、ジョギング、サイクリング、山登り、水泳、水中ウォーキング、軽めのエアロビスク、ダンスなど、自分にあっていると思うものをやるのが、継続しやすくてよいでしょう。もちろん、ラジオ体操やストレッチ、あるいは気功やヨガも立派な運動です。近年、筋肉を伸ばして体を柔らかくすることが、血管の柔軟性を保って、動脈硬化などの予防につながることが分かっています。

逆に、運動不足が続いた場合に考えられる悪影響は、次のようなことが考えられます。

・脂肪が蓄積して、肥満、高血圧、脂質異常症の原因となる。
・糖代謝機能が低下し、血糖値が上がりやすくなる。
・心肺機能が低下し、息切れや脈拍数が増える。

・骨密度が低下し、骨折や骨粗しょう症の原因になる。

ガン予防の効果も

運動によって血流を促進し、酸素をたっぷり体に取り入れる。さらに血圧、血糖値を改善して、ＨＤＬコレステロール濃度を高くすれば、当然ですが間接的にガンの予防につながります。直接的なガン予防効果となってくると、運動することにより代表的なガン抑制遺伝子であるＰ53が活性化して、ガンに対する抑制効果が期待されることも分かっています。ガン抑制遺伝子は、日々発生するガン細胞が無秩序に増殖しないように、ブレーキをかける働きをします。

また、１９７７年にアメリカで刊行された「食品と栄養とガン予防」という研究報告のなかで、定期的な運動が結腸（大腸）ガンを予防するのは「確定的」で、乳ガンと肺ガンを防ぐ「可能性あり」としています。

体力の向上がガンによる死亡を抑制する、という研究結果があります。東京ガス健康開発センターが社員約８０００人を17年間追跡した大規模職域研究で、２００３年に発表されました。すると、高体力群から低体力群にいくにつれて、ガン死亡の相対リスクが高くなるという結果が出ました。この研究を発表した東京ガスの澤田亨氏は、体力が低いままである、あるいは低下することは、ガン死亡の危険因子であると結論。中程度または高い体力を維持する、あるいは体力を向上させることで、ガン死亡の予防に寄与する可能性があると指摘しました。

この研究報告は、最大酸素摂取量という体力を基準に評価したものです。

人は日常生活のなかで大なり小なり体を動かしているので、運動不足とガンとの相関関係を正確に測定するのは、じっさいには困難であるのかもしれません。運動不足という単一の要因だけで、ガンに直結するわけでもありません。

ただ、肥満、脂質異常症、糖尿病など、ガンの引き金になりかねない要因の多くに運動不足が関係しています。これらを遠ざける努力は確実にガン予防につながります。その意味からも、やはり日頃から運動を心掛けることはガン予防として有効です。

ただし、過ぎたるは及ばざるが如し。頑張って激しい運動をやり続けると、体を錆びつかせる活性酸素が多く発生してしまいますので、無理のない軽めの運動を継続して行うことをおすすめします。

ガン予防かんたん10ヵ条 その7　たっぷり眠る

じゅうぶんな睡眠が健康のもと

よく体を動かしたあとはしっかり睡眠です。睡眠は、健康を維持するうえで非常に重要です。

人間は起きている間、体だけでなく、莫大なエネルギーを使って脳を動かしています。脳はほかの器官や運動機能、言語機能、自律神経、ホルモンなどをコントロールして、全身にさまざまな指令を出しています。そのためにエネルギーの消費量が多いのです。そこで、睡眠中に昼間の半分以下まで代謝を下げて休息し、その間にエネルギーを蓄えます。風邪を引いたときや熱を出したときなど、まぶたが重くなって眠くなります。これは、眠ることによって免疫機能を働かせて治すように、と体が送っているメッセージです。

免疫機能の向上以外にも、人間の体は眠っている間に、驚くほど重要な作業を活発に行っています。例えば、神経エネルギー（脳エネルギー）の充電、肝臓や細胞へのグリコーゲンの補給、体内の浄化、体温調節、成長ホルモンの分泌、若返りのホルモン（メラトニン）の分泌、細胞の入れ替え、筋肉の増強、記憶活動、血圧・血糖値の正常化維持などです。

また、人の体温は一日の中で上がったり下がったりしますが、この体温リズムは睡眠・覚醒のリズムと連動しています。短時間睡眠や不規則な睡眠では体温が安定しません。さらに、眠っている間のある特定の時間帯には、成長ホルモンやメラトニンといった、代謝や免疫にかかわるホルモンを分泌します。不規則な睡眠では、正常なホルモン分泌ができません。

最適な睡眠時間に関してはさまざまな意見がありますが、理想的な睡眠時間は7～8時間と考えてよいでしょう。どんなに忙しいビジネスマンでも、最低6時間は眠りたいところです。

人間の睡眠は、ノンレムという深い眠りと、レムという浅い眠りが交互に繰り返されます。その1サイクルがおおよそ90分です。そのサイクルの切れ目、つまり1サイクルの始まりと終わりはレム睡眠になります。

この浅い眠りのときに起きれば、スッキリと目覚めることができます。したがって、さわやかな朝を迎えるためには、おおよそ90分の倍数の時間を睡眠に充てればよいということになります。最低でも６時間は眠りたいといったのは、このノンレムとレムのサイクルを４回は経過してから目覚めてほしいということです。

近年、睡眠時間を限界まで削ろうとする「短時間睡眠法」というものを耳にします。ビジネス書などでは、「４時間とか５時間の睡眠でも、コツをつかめば集中力は持続できるので、７～８時間も寝るのは時間の無駄で、一流のビジネスパーソンがすることではない」といった記述を目にします。

それが本当かどうかは知りませんが、短時間睡眠は交感神経を緊張させるので、一時的に脳が活性化することはあるかもしれません。ただ、集中して仕事ができるということと、代謝や免疫が正常に機能しているということは全く別の話です。

この本は、ガンをはじめとする病気の予防についての著述ですので、そのあたりは混同しないでください。90分の倍数がよいからといっても、４時間半では短かすぎます。

睡眠の時間帯も大切

睡眠時間も大切ですが、同じくらいに大切なのが睡眠の時間帯です。早寝早起きがよいのは免疫学的にも理にかなっていることで、一日の中で代謝や免疫が活発な時間帯に眠っているかどうかが重要です。

具体的には、午後10時までに眠るのが理想的です。その理由は、午後10時から午前2時くらいの時間帯に、成長ホルモンがもっとも出るといわれているからです。成長ホルモンは、なにも成長期の子供だけに必要なものではありません。壊れた細胞、古くなった細胞を修復、再生してくれるので、中高年やお年寄りにとっても、とりわけガン患者さんにとっては不可欠なものです。年を取ったら早く眠くなるのは、プラスに考えてもいい自然の摂理です。

もう一つ、睡眠に関わるホルモンにメラトニンがあります。メラトニンは、人間を眠らせたり起こしたりするのに重要なホルモンで、睡眠の質を左右します。このメラトニンも午後10時頃から分泌が増え始めます。分泌量は夜中にピークに達して、午前2時くらいから下降し始め、朝、太陽の光とともに一気に抑制されます。したがって、寝るのも起きるのも遅い人は、終わりの方の睡眠の質が落ちて目覚めが悪くなることがあります。

近年、このメラトニンに強力な抗酸化作用があることがわかってきました。メラトニンの抗酸化力は、抗酸化ビタミンとして知られるビタミンEの約2倍、グルタチオン（アミノ酸が3つ結合したトリペプチド）の約5倍あるそうです。

しかもメラトニンは、水にも脂肪にも溶ける自然界では珍しい物質であるため、細胞のあらゆる部分を活性酸素から守ってくれる頼もしい物質です。この抗酸化力が、ガンをはじめ動脈硬化や白内障など活性酸素が関わる病気を抑止します。

早寝のメリットはそれだけではありません。

午前0時から2時くらいは、リンパ球がいちばん働く時間帯です。リンパ球は細菌やウイルスを退治してくれるだけでなく、体内に発生したガン細胞を攻撃してくれる頼もしい仲間です。どんな健康な人でも毎日3000～5000個くらいのガン細胞が発生していることは、今ではよく知られています。それでも多くの人がガンと診断されないのは、このリンパ球が正常に働いてくれているからです。

早い時刻に眠っている人は、それだけ免疫も機能して、ガンの予防につながるということです。ということはその逆も然りで、夜更かしの習慣がある人は、リンパ球活性や前述のホルモン分泌の恩恵が少なく、代謝や免疫のレベルが上がりにくくなります。

近年のガンの若年化について、「社会の24時間化が大きな原因だ」と指摘する専門家もいます。コンビニをはじめ、ファストフード、ファミレス、カラオケ、ゲームセンター、ネットカフェなど、都市部の夜はまったく眠りません。すべてカタカナであるのは、昔はどれも存在しなかったことが明らかです。自宅においても、テレビはもちろん、レンタルDVD、インターネット、メール、ゲームなど深夜まで楽しいことには事欠きません。テレビ通販でもっとも売上が多い時間帯は、0時～1時だそうです。どういう世の中になってしまったのでしょうか。

私たち人間の体は、朝になって日が昇るとともに目を覚まし、昼間は活動して、夜が更けて暗くなったら眠る。もともとは、そのリズムに適したようにできています。600万年とも7

00万年ともいわれる人類の歴史のなかで、夜間照明が発達したのは、先進国に限っても最後の100年前後です。たかだか100年前後で人間の体の生体リズムを変化させようとしても、その適応能力には限界があります。今では当たり前になっている夜から深夜にかけての生活も、じっさいには知らず知らず体に無理を強いているかもしれません。

もっとも現代社会においては、日没とともに寝るというのは現実離れしていますが、この自然のリズムをあまりにも逸脱し、完全に無視してしまっては、そのツケはいずれ自らの体に降りかかってくることになります。「いくらなんでも10時に寝るのは無理だ」という人でも、せめて12時までには床に入る習慣をつけてください。どんなにたくさん睡眠をとっても、就寝時刻が午前2時や3時過ぎといった夜更かしでは、いずれ体に支障が出てくる可能性があります。

夜更かしの習慣が長い人にとっては、それをやめて0時前に寝るのは、禁煙や禁酒並みに高いハードルかもしれません。けれども、違う環境に順応できるのが人間です。一日や二日ではできないかもしれませんが、1日10分ずつとか、小刻みに就寝時刻をずらして、ゆっくりとリズムを前に引っぱっていけばよいでしょう。途中で起きてしまっても、あきらめずに根気よく続けてみてください。一度できあがった体内時計を変更するには、それなりの期間を要します。ですが、新しい体内時計にリセットさせたときには、素晴らしい朝を体験することができます。

恥ずかしながら私も、最近やっと日付変更前に寝る習慣がつきました。「早起きは三文の得」を、40代後半になってはじめて実感することができました。

不眠症には入浴と運動

最近、「眠りたくても眠れない」という人が急速に増えています。現在わが国では、成人の5人に1人が、何らかの睡眠障害を抱えているといいます。

睡眠障害にも、「寝つけない」「夜中に目が覚めてしまう」「早く目覚めてしまう」「ぐっすり眠った気がしない」など、いくつかのパターンがあります。が、まずは布団に入って眠れないことには、その先へいきません。

では、布団に入ってスムーズに眠りにつくにはどうすればよいのでしょうか。

効果には個人差がありますが、そのカギを握るのは体温調節です。人間は体温が高いと覚醒し、下がると眠くなります。つまり、体温が下がっていくときに就寝時刻をもってくるやり方です。となってくると、もっとも効果的な方法はやはりお風呂でしょう。入浴時間をやや遅めにすることで、入浴後の体温変化をうまく利用できます。お風呂でしっかり体温を上げるには、カラスの行水ではなく、少しぬるめのお湯で最低でも20分くらいは浸かってください。

入浴は体温を上げるだけではなく、筋肉や神経の緊張を緩めて、寝るときに優位にしておきたい副交感神経を刺激するので、体をスムーズに睡眠モードに移行します。お風呂に入るタイミングとしては、就寝の1時間から1時間半くらい前がいいでしょう。

有酸素運動を夜に行うのも有効です。運動をすると体温の上昇も期待できますが、ほどよい疲れが眠りを呼び込みます。日常的に運動している人は、ノンレム（深い）睡眠が多くなることがわかっています。フィットネスクラブの会員になっている人や、公営の夜間運動施設を利用できる人は、多種多様な運動ができます。有酸素運動と無酸素運動（筋トレなど）をバランスよく組み合わせるとよいでしょう。

それ以外の人でも、ジョギングやウォーキングならシューズさえあれば楽しめます。安全上の問題から夜間は自宅でしか運動できない場合でも、腹筋やスクワット、片足立ち、ダンベルなど可能な運動はさまざまです。

不眠症の人があちこちに探し求めているのが、自分に合った寝具、なかでも枕です。

枕は人それぞれの好みがありますし、フィット感覚もまちまちなので一概にはいえませんが、あまり高くないものがよいでしょう。頭を枕にのせたときに、敷布団から2～3㎝くらいで、低めで柔らかい方が安眠しやすいことが多いそうです。

布団については、柔らかすぎると背中やお尻は重たく脚や腰は軽いので、人間の自然な立ち姿勢とは異なった不自然な寝姿勢となります。もちろん固すぎても、背中とお尻だけが布団に当たって腰が浮いてしまいます。その中間くらいがよいでしょう。

寝る前にホットミルクを飲むと眠りやすくなる、ということをよく聞きます。牛乳のタンパク質には、トリプトファンという、メラトニンの材料になるアミノ酸が含まれているからです。

しかし、牛乳が胃の中に滞留するのが約2時間、吸収されてメラトニンが合成されるまではさらに時間がかかりますので、それが眠りに役立つというのは若干の疑問が残ります。というよりも、眠ってしまうと胃腸の働きが止まってしまうので、寝る前に牛乳を飲むとタンパク質が消化不良を起こして、かえって体には悪い影響が出てしまいます

それ以前に、第4章で説明した牛乳の弊害を考えると個人的にはお薦めしませんが、個体差もありますので、それで効果があった場合にはいいのかもしれません。

夜遅い時間に、コーヒーなどのカフェイン飲料を飲むことは要注意です。カフェインの覚醒効果は約4時間といわれていますから、なかなか寝つけない人にとっては明らかに入眠の妨げになります。カフェインはコーヒー以外にも、紅茶や緑茶、ウーロン茶、ココア、コーラにも含まれています。また飲み物以外でも、チョコレートには原料のカカオ豆にカフェインが含まれていますので、気をつけてください。

これだけは避けていただきたいのは、「食べたあとは眠くなる」ことを利用して、不眠症対策として寝る直前に食事を取ることです。たしかに、それで眠れるかもしれません。しかし、眠ってしまうと消化器系はお休みモードに入ってしまいます。つまり、寝る直前に食べたものが、しっかりと分解されずに未消化の状態で腸に流れ込むことになります。すると腸のなかは汚れて腐敗し、腸内環境は悪くなります。腸は免疫細胞の約8割が集中している免疫の要であることがわかってきました。その腸の環境が悪くなる、つまり腐敗状態にあるということは、著しく免疫を落とします。血液も汚れ、その汚れた血液が体全体を循環したら、細胞の質も低

下していきます。こういう血液や細胞の質の低下が長年にわたって続くと、さまざまな生活習慣病を引き起こし、ガンのリスクも高くなります。

やはり不眠症対策には、入浴や運動を中心とした正攻法で臨まれることをお薦めします。

ガン予防かんたん10ヵ条 その8　大いに笑う

笑いが痛みを和らげる

笑いと免疫との関係が、今注目されています。

目には見えませんが、われわれの心と体は想像以上につながっています。前向き、楽観的、未来志向などのプラス発想はすべて免疫を引き上げます。これとは逆に、後ろ向き、悲観的、絶望的といったマイナス思考はことごとく免疫を下げてしまいます。

笑いは「楽しい、面白い」ですから、プラスに作用します。笑いの効果によって、人が生まれながらにして持っている自然治癒力を引き上げることが可能だというのです。まさに「一日一笑、医者いらず」です。

そのカギを握っているのは、笑ったときに脳から盛んに分泌される、βエンドルフィンというホルモンです。βエンドルフィンは快楽物質ともいわれ、苦痛やストレスを和らげて、心に安らぎを与えてくれます。

このホルモンは分子構造や効果の面でも、モルヒネに似ている物質だといわれています。関節、筋肉、血管などの結合組織に病変が生じる膠原病の痛みの改善も、このβエンドルフィンの効果と推測できます。これが結果として自律神経を調整し、副交感神経を優位に導きます。自律神経のバランスを整えることで、血流を促進したり、血圧の上昇を抑制したり、血糖値抑制ホルモンを刺激するなどの効果が期待されます。

じっさいに笑うことによって、痛みが和らいだとか、アトピーの腫れが引いたという実例は、以前から報告されてはいました。近年は、この心と生体反応の切っても切れない関係を、より積極的に活用し、医療に採り入れようという動きが出ています。

日本医大リウマチ科の吉野槇一名誉教授が、１９９５年３月、落語家の林家木久蔵師匠を招いて、重症リウマチ患者さん26人に落語を1時間聞いてもらいました。すると、わずか1時間笑っただけで全員の痛みが楽になったというのです。採血した血液を見ても、ほとんどの人に、痛みの変化や炎症を悪化させる物質インターロイキン6とストレスホルモンといわれるコルチゾールの減少が見られました。

また、２００３年1月、筑波大学「心と遺伝子研究会」（村上和雄名誉教授代表）が、糖尿病と笑いに関する実験を行いました。Ⅱ型糖尿病の患者さん25人に協力していただき、初日は５００キロカロリーのお寿司を食べたあとに糖尿病の講義を聞いてもらいました。翌日は同じ食事をしたあとに漫才を聞いて大いに笑ってもらいました。

すると、食後の血糖値の上がり方に大きな差が出ました。講義のあとは123mgも上昇しましたが、漫才のあとは77mgの上昇にとどまりました。これは血糖値抑制ホルモンが働いたためではないかと思われます。

笑いはガンも抑制する

それだけではなく、笑いはガンの予防や進行抑止にも効果を発揮することが分かってきました。白血球のなかのリンパ球には、体内で発生したガン細胞を攻撃する数種類の免疫細胞が存在しています。その代表格ともいえるNK細胞が、笑うことによって活性化するのです。

NK細胞はガン細胞を見つけると、食いついて細胞膜を破り、壊してくれます。われわれは健康な人でも、一日に数千個のガン細胞が発生していることは知られています。それをせっせと退治しているのは、このNK細胞をはじめとするリンパ球の免疫細胞です。

そのNK細胞が、笑いによって活性化するということは、それだけガンに対する免疫力が上がることを意味します。

この笑いによるNK細胞の活性化を、実験で証明した例があります。倉敷・すばるクリニック院長の伊丹仁朗氏が、19人のボランティアに協力してもらい、大阪「なんばグランド花月」でよしもと新喜劇や漫才などで3時間ほど笑ってもらいました。そして、笑う前と笑った後の血液成分（図9）を調べて比較したところ、19人中13人のNK細胞が活性化したことが分かりました。残りの6人は変化がなかったことになりますが、笑いのツボは人それぞれですので、やむを得ないでしょう。

その一方で5～6倍にも活性した人もいたのですから、各々が一番おかしいと思えるものに出合えば、やはり笑いの力は大きいといえます。伊丹氏をはじめ、笑いを医療に採り入れようという動きが、少しずつではありますが、確実に増えています。1994年に設立された日本笑い学会では、「笑いの総合的研究」と「笑いの文化の発展」に寄与することを目的として、真剣に研究が続けられています。

「そういえば」と私には思い当たるふしがあります。

40歳までのサラリーマン時代は、激務のうえに仕事上のプレッシャーからくるストレ

図9　NK（ナチュラルキラー）細胞の活性変化

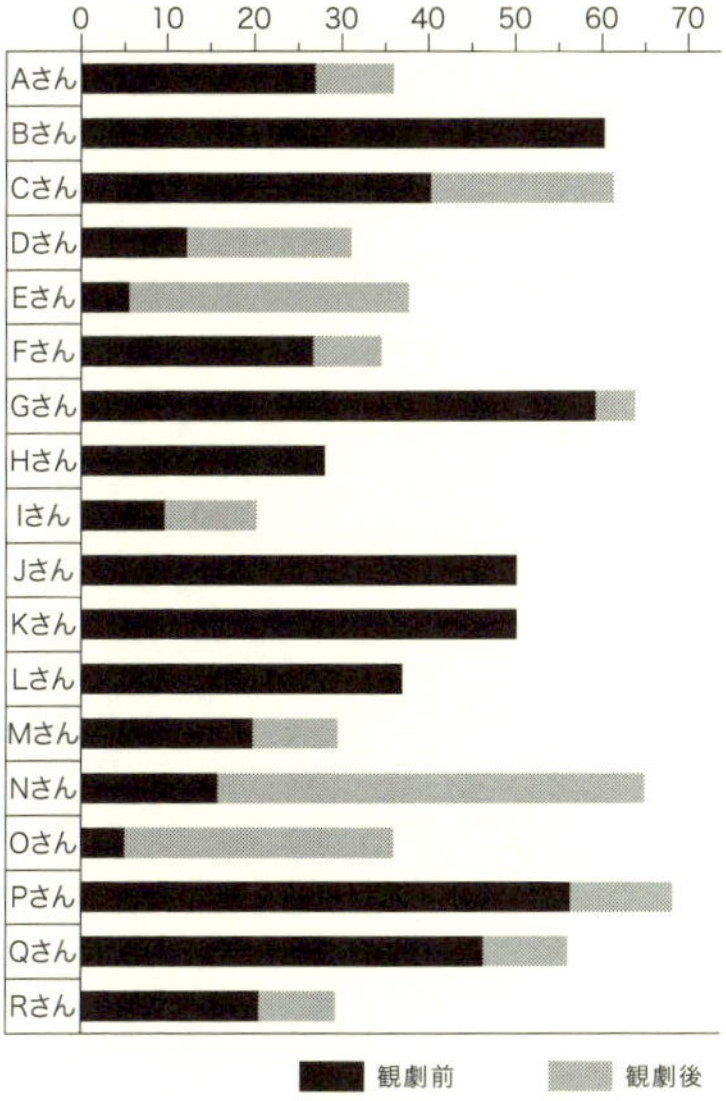

（伊丹仁朗医師によるガン患者19人を「なんばグランド花月」で漫才を観劇させたときの実験（毎日放送・「怪傑ドクターランド」'92年6月29日より作成）
（『「笑い」で奇跡がつぎつぎ起こる』藤本憲幸著　文化創作出版より）

スが重なり、交感神経にかなり偏った状態で、精神的な免疫力が高いとはとてもいえませんでした。それに加えて食生活はメチャクチャで、栄養学的に最悪の食事を長いあいだ続けていました。なのに、幸いにガンを免れたのはどうしてか。それを考えたときに、ピンと浮かんだのが笑いだったのです。

たしかにストレスも抱えてはいましたが、一方でいつも笑いの絶えない職場でした。仕事場や休憩室、あるいは仕事後の居酒屋では、いつも職場のスタッフと笑っていました。もちろん当時は、医療のこともガンの原因のことも何一つ知りませんでしたが、ストレスも「笑い飛ばし」、食の乱れで低下していた免疫力を、笑いがある程度引き上げていたのは確かなようです。

では、日常生活で笑いの少ない人が、どうすれば笑いに満ちた生活になるのでしょうか。

まずは、笑う以前に明るく、楽しい気分で日々を過ごすことが大前提です。気分が落ち込んだときに爆笑の渦の中で一人笑えなかった、という経験は誰もがお持ちだと思います。毎日を前向きで楽観的な気持ちで過ごしていれば、面白いことが起きたときには自然な笑いが出てくるでしょう。

「言うは易し」と思われる人の場合は、まずカタチ（外見）から入ってみてはどうでしょうか。明るさや希望を失っている人は、往々にして化粧や服装に無頓着になっていると聞きます。そういう人でも、おしゃれをして「見られる自分」を意識するだけで、気持ちが外向きになり、表情にも明るさが戻ってくることがあります。女性はいくつになってもキレイでありたい、男性もいくつになってもモテたい、という願望を持ち続けることは大切なことでしょう。

気持ちが明るくなれば、人との関わりのなかで自然に笑いが起こるでしょうし、もちろんお笑い番組やＤＶＤでもよいのです。お笑い芸人、古典落語や漫才、よしもと新喜劇、寅さん、コメディー映画など、人それぞれの笑いのツボにあったもので大いに笑ってください。

それでもなかなか笑えない、笑えるものがない、という人でも心配する必要はありません。笑いによる免疫アップは、必ずしも面白いことがなくても、とりあえず表情だけでも笑顔になるだけで、同じ効果が得られることがわかっています。いわゆる「つくり笑い」です。笑顔をつくると、目とほおの周りの表情筋が動きます。すると脳が、楽しい、面白いと感知（勘違い？）して、体は本物の笑いと同じ反応をするのです。

そのつくり笑いで、今世界中に拡がっているのが「笑いヨガ」です。笑いヨガとは、身体運動をともなった笑いとヨガの呼吸法を合わせた、まったく新しいエクササイズです。驚くことに、１９９５年にインドで始まって、わずか15年で世界66カ国に拡がりました。日本では、２００９年に日本笑いヨガ協会が設立されたばかりですが、早くも16都道府県で笑いヨガクラブが活動されています。

私も福岡の笑いヨガクラブに数回ほど参加したことがあります。たくさん笑った後には、ポカポカと体が温かくなるだけでなく、快楽ホルモンのβエンドルフィンが分泌されて、とてもハッピーな気分になれます。

◆コラム　日光浴について◆

紫外線による日焼けやシミ、あるいは皮膚ガンのリスクを嫌って、日光を避ける人が増えています。しかし、日光浴にはあまり知られていないプラス面が存在します。

第3章「牛乳」の説明でも触れたように、カルシウムの吸収を助けて骨に沈着させるためには、マグネシウムとともにビタミンDが必要です。このビタミンDは食物から摂取する以外に、日光浴から補給することができます。

日光を浴びると、皮膚にあるプロビタミンD（ビタミンDの前駆体）が紫外線の刺激でビタミンDに変わります。これが肝臓と腎臓を経由して活性型ビタミンDと呼ばれるものに変化します。ビタミンDは活性型ビタミンDになってはじめて、より強力な生理的活性作用を発揮します。

このビタミンDにガンの抑制効果があると、近年注目されています。

1980年、メリーランド州ボルチモアのジョンズ・ホプキンス大学公衆衛生学部のガーランド兄弟は、アメリカ北東部から南西部にいくにしたがって、白人男性の結腸ガンによる死亡率が少なくなっていることに気がつきました。これをきっかけにガーランド兄弟は、日光浴とガン発症に関する多くの調査研究を進め、それを2006年に発表しました。

この発表では、１９９６年から２００４年にかけての、76件の研究を報告しています。このうち、ビタミンＤが発ガン抑制にかかわっていることを示唆する報告が、大腸ガン20件、乳ガン９件、前立腺ガン13件、卵巣ガン５件ありました。

このガンの部位を見て、あることに気がつかれた人もいるかもしれません。いずれも牛乳や脂肪過多の食生活によって発ガンリスクが高まる、ホルモン依存性といわれるガンです。つまり、ビタミンＤが女性ホルモンの一種であるエストロゲンや、成長ホルモンの一種であるインスリン様成長因子（ＩＧＦ－１）の受容体の働きを抑えて、ガン細胞の増殖を防ぐのです。

ガーランド兄弟以外にも、多くの研究者がビタミンＤとガンに関する報告を発表していますが、どういうメカニズムでエストロゲンやＩＧＦ－１の働きが抑制されるのかはわかっていません。

ただ、ビタミンＤがホルモン依存性ガンのリスクを低くすることは事実のようで、牛乳・乳製品を極力避けることに加えて、日光浴を生活のなかに取り入れていけば、予防には効果を発揮するかもしれません。

一方の皮膚ガンのリスクはどうなのでしょうか。皮膚ガンの発症率は人種の差によるところが大きく、日本人を含む黄色人種は10万人当たり年間６・４人です。それに対して、アメリカの白人は２０３人、オーストラリアの白人にいたっては約８００人です。

オーストラリアの白人に皮膚ガンがとくに目立つのは、イギリスやアイルランドを出身国とする人が多いためと思われます。緯度50度台のイギリス、アイルランドの人が、緯度30度台のオーストラリア（人口集積部）に移住すれば、そこで受ける紫外線は、体の適応能力を超えてしまっている可能性があります。

いずれにしても黄色人種の場合は、その肌の色を決めるメラニン色素が皮膚を保護しているので、皮膚ガンのリスクはきわめて低くなります。日本人が皮膚ガンで亡くなるのは、年間約１２００人で、すべてのガン死亡者の約０・３％に過ぎません。しかも、高齢になれば皮膚は衰えていきますので、１２００人のすべてが日光浴による発ガンとは言い切れません。

必要以上に皮膚ガンを恐れるよりも、陽気のいい日には1時間程度の日光浴をすることは、むしろプラスであると考えていいでしょう。

ただし、紫外線は緯度が低いほど、また標高が高いほど強くなります。したがって、沖縄や奄美諸島、小笠原諸島で真夏に長時間日光を浴びるのは問題があるかもしれません。日差しの強い日中を外して、朝夕に20～30分くらいがよいでしょう。

どうしても直射日光に抵抗があるという人は、天気のいい日には日陰でも半分程度の紫外線が当たる、ということを覚えておいてください。

第6章……ストレスを減らせば予防できる

1　ストレスは目に見えないけれど

解明が困難だったストレス

ストレスがガンの大きな原因であることは、私を含めてガン患者さんと毎日接している者にとっては、論より証拠といってもいいくらい確定的なことです。

一人ひとりと話をさせていただくと、ガンの発症時期とストレスを抱えていた時期が、見事なくらい符合することが多いのです。ガンと診断された時点からさかのぼって数か月から1年くらいのあいだに、強いストレスを受ける出来事が起きていたとか、そのような環境に身を置いていたという話をよく聞きます。あるいは、10年とか20年という長い期間にわたって、人間関係などに起因するストレスを抱え続けていたという話にも触れることがあります。

ストレスとガン、ストレスと免疫力についての研究をしている「精神神経免疫学」という分野でも、ストレスによる免疫機能の衰えから感染症、アレルギー疾患、ガンなどの生活習慣病のリスクが高まっているという報告があります。

ストレスによってイライラしたり、焦ったり、落ち込んだり、悩んだり、生きがいを失ったりという状態が長く続くと、次のような影響が出るといいます。

・傷ついた遺伝子を修復する働きが悪くなる。
・ガン化した細胞を自滅させる働きが悪くなる。
・成長していくガンを発見し全滅させる働きが弱くなる。
・ガンの転移を抑える働きが弱くなる。

しかし、ストレスは目には見えないものなので、それをもとにガンとの因果関係を解明するのは非常に困難でした。人によってストレスのあるなしの感覚も違ってきます。同じ出来事を体験しても、それをストレスに感じる人と感じない人に分かれます。また、ストレスに対する感受性や耐性も人それぞれです。

ストレスと一口にいっても、これを科学的に見るときには常に曖昧さがつきまとっていました。医療の現場では確定的に感じていても、ストレスと病気とを結びつけるメカニズムについては、長いあいだブラックボックスの中に閉じ込められていました。

ガンの原因について調査研究した22ページのグラフでもストレスが登場しないのは、そのような理由があったと思われます。

白血球がカギを握っていた

そこに風穴を開けたのは、新潟大学大学院教授の安保徹氏によって発見された「自律神経の白血球支配の法則」です。

「自律神経の白血球支配の法則」を説明するために、まずは血液の構成から復習していきます。血液を構成するのは、血漿《けっしょう》という液体成分（全体の55〜60％）を除いて、残りが血球で、赤血球、白血球、それに血小板の３種類です。

血球の約96％は赤血球です。赤血球は体内の隅々まで酸素や栄養素を運搬し、二酸化炭素や老廃物を回収します。

白血球は血球全体の３％ほどしかありませんが、免疫に関する役割を果たしたり、侵入してきた病原菌を取り込んで殺したりする働きをします。

血小板は、出血時に血液を凝固させる役割があります。けがをしたときに時間がたつと止血するのは、この血小板の働きがあるからです。

ここから主役となるのは、数では３％ほどに過ぎない白血球です。

さらに白血球の構成を見ていくと、顆粒球、リンパ球、マクロファージに大別されます。

顆粒球は、比較的大きなサイズの細菌を処理する能力を持っています。外から侵入してきた細菌などに対して、これをまるごと飲みこんでしまい、活性酸素と分解酵素の働きでバラバラにして死滅させてしまいます。

リンパ球は、顆粒球では処理できないウイルスなどの小さな異物を無力化する役割があるだけでなく、ガン細胞を識別して攻撃する力を持っています。このリンパ球の働きによって免疫システムが成り立っているといってもよいでしょう。

残るマクロファージは、そのリンパ球に対してさまざまな伝達をする働きをします。異物が体内に入り込んだときに、異物の種類に応じてサイトカインという情報伝達物質を出して、リンパ球に活動の指令を出します。じつは顆粒球もリンパ球も、このマクロファージから分化して生まれたものです。

この3つのおおざっぱな割合は、顆粒球が約60%、リンパ球が約35%、マクロファージが約5%くらいです。ただ、これはあくまでも通常における平均的な値で、この割合は状況によって大きく変動します。顆粒球は45%から70%、リンパ球は20%から50%くらいの広い範囲で動きます。マクロファージはついては5%前後でほぼ動かないので、顆粒球の割合が増えるとリンパ球が減り、リンパ球の割合が増えると顆粒球が減ることになります。

この顆粒球とリンパ球の比率に大きな影響を与えているのが自律神経です。自律神経とは、人間が無意識のうちに体を制御している神経のネットワークで、その及ぶ範囲は呼吸、心拍、血圧、体温、発汗とじつに幅広いのが特徴です。私たちが眠っていても生命を維持できるのは、この自律神経の働きによるものです。

この自律神経は交感神経と副交感神経の2つの系統から成り立っています。交感神経と副交感神経は、一方が優位になったときはもう一方が控えめになり、その逆も成り立つというように、拮抗して働きます。

交感神経は、緊張モードといわれる神経のことで、激しい運動をはじめ活発に行動したときや、興奮したり、怒ったり、不安になった時などに増幅します。交感神経が優位になると、心拍数が加速し、心臓と脳の血管は拡張しますが、末梢血管は収縮するために血圧が上昇することなどがわかっています。

一方の副交感神経はリラックスモードといわれる神経で、ゆっくり休んだり、自然と触れ合ったり、静かな音楽や食事、入浴などによって優位になります。副交感神経が優位になると、胃液や唾液の分泌が高まり、末梢血管が拡張し、手足を温かくすることなどがわかっています。

交感神経優位が危ない

安保徹教授が発見したのは、「交感神経が優位になると顆粒球が増えてリンパ球が減少する」という重大な事実でした（逆も同様）。顆粒球は外からの細菌などを退治する大切な役割があることをすでに説明しましたが、その過程で活性酸素を発生させます。ということは、顆粒球が必要以上に増えることは、活性酸素も余剰になるということです。

すると顆粒球は細菌への攻撃にとどまらず、その余剰な活性酸素で、本来は攻撃する必要のない場所にまでその対象を広げます。これが組織破壊を引き起こします。それが胃で起きれば胃潰瘍になり、大腸で起きれば潰瘍性大腸炎になったりします。

顆粒球による組織破壊とその修復の過程で、周辺の細胞が頻繁にＤＮＡの変異を引き起こした場合に、ガンが発症する可能性が出てきます。しかも顆粒球が増えるときには、相反するようにリンパ球は減少します。リンパ球はウイルスを食べてしまうだけでなく、ガン細胞を攻撃するという、ガンに対する自己免疫力の要の役割を担っています。具体的には、リンパ球の中にはＮＫ細胞、キラーＴ細胞など、ガン細胞を殺傷する数種類の免疫細胞があることがわかっています。

そのなかでもＮＫ細胞はガンに対する攻撃力が強く、体内における警察のような役割をしています。ＮＫ細胞はガン細胞を見つけると、パーフォリンやグランザイムというタンパク質を出してガン細胞を突き刺します。穴をあけられたガン細胞は、たちどころに死んでしまいます。リンパ球が減ってしまうということは、ＮＫ細胞を含めたガン細胞に対する攻撃力が低下してしまうということです。

まとめますと、交感神経が著しく優位になると、顆粒球が極限まで増加して活性酸素が大量発生し、そのときの組織破壊がガンを誘発します。その一方でリンパ球が減少して、組織破壊を防御すべき免疫力が大きく低下します。この状態のときにガンを発症させるリスクが高まるということです。

交感神経が著しく優位になる最たる例が、安保徹教授によると強いストレスだということです。安保教授は著書『免疫革命』（講談社インターナショナル）で、ガンの原因を明快に指摘しています。

「ガンは無理がたたって起こる病気なのです。それは肉体的な無理、たとえば働きすぎや過度に不規則な生活態度である場合もあれば、悩みや悲しみといった精神的な無理・負担であるとか、形はさまざまですが、大きな視点でとらえると、その人を心身共に消耗させるようなストレスがおそいかかって発ガンしていたのです」

「悩みや悲しみ」の中でも、大切な人との死別や離婚などは、最大級のストレスをもたらします。それ以外にも、職場や家庭での対人関係の葛藤や、配置転換・転勤やリストラを含めた仕事上の問題、借金や収入減など経済的な悩みは、ストレスが雪だるま式に積もる原因になってしまいます。

それに加えて、深夜までの残業続きや、休日返上でのオーバーワーク、あるいは昼夜交代制の勤務や、単なる夜更かしによる睡眠不足などの不規則な生活が長く続くと、「肉体的な無理」というストレス状態になってしまうのです。このような強いストレスが軽減することなく、リラックスすることもできずに長期にわたって蓄積した場合に、ガンが発症するリスクが高まるということです。

もちろん、社会生活を営んでいる以上、ストレスがまったくない日々は考えられません。むしろ、適度な緊張感とストレスがあった方が、メリハリのある充実した毎日を過ごすことができるとも考えられます。

問題は限界を超えてストレスを溜めこみすぎること、強いストレスにさらされ続けることです。ストレスを減らす努力をせず、リラックスや気分転換もしないで頑張りすぎるとか、一人でストレスを抱え込んでしまうと、結果としてガンになってしまうことがあります。

ホルモンバランスの崩壊も危ない

「自律神経の白血球支配の法則」以外にも、ストレスがガンの原因であると説明できる別の見方がありますので、２つほど紹介いたします。

①ＮＫ細胞の作用抑制

ストレスを受けると、体はその対抗手段として、副腎皮質からコルチゾールという抗ストレスホルモンを出します。

ところが、ガンに対する免疫細胞の代表格であるＮＫ細胞は、このコルチゾールのレセプター、言いかえれば受け皿を持っています。そして、ＮＫ細胞がコルチゾールを受け止めると、その役割を果たすことなく死んでしまいます。つまりＮＫ細胞がもっとも働かなくてはいけないときに、その力を発揮することなく終わってしまうのです。

強いストレスは、大量に増えた顆粒球が活性酸素を発生させてガンを生み出すだけでなく、それを攻撃するエース級の免疫細胞の力を奪ってしまいます。これでは、ガンの増殖を食いとめられません。

②ホルモンバランスの崩壊

「ガン予防かんたん10ヵ条　その2　牛乳をやめる」でも登場したホルモン依存性のガンは、ストレスとも浅からぬ関係を持っています。

ホルモン依存性のガンとは、女性の場合は乳ガンや子宮体ガン、卵巣ガンなど、ホルモン濃度がガン細胞の増殖に影響を与えるガンのことです。そのホルモンとはエストロゲンのことです。体内のエストロゲンレベルが上昇するとガンのリスクが高まります。エストロゲンの原材料は脂肪です。必然的に脂肪分の多い食生活を続けていると、エストロゲンレベルは高くなります。

ただ、ホルモンバランスが正常に機能しているかぎり、高脂肪の食事をしても、すぐに大きなトラブルを起こすことはありません。ホルモンバランスとは、エストロゲンとプロゲステロンのバランスのことです。この2つは、エストロゲンの作用をプロゲステロンが抑える形で、体内でバランスをとっています。エストロゲンがアクセルだとすれば、プロゲステロンはブレーキの役割だとイメージすればわかりやすいでしょう。

ホルモンバランスが崩壊するのは、あまりにも脂肪過多の食生活を続けたとき。そしてストレスが過剰になったときです。ストレスを受けると、副腎皮質からコルチゾールという抗ストレスホルモンを出すことは、先ほど説明しました。

ところが、このコルチゾールの前駆物質はプロゲステロンなのです。つまり、過度のストレス状態では、体がストレスに対応するコルチゾールの製造を優先するために、その前駆物質であるプロゲステロンの製造が低下してしまいます。こうなると、ブレーキ役としてのプロゲステロンの働きが効かなくなり、エストロゲンが相対的に優位になります。こうしてホルモンバランスが崩れて、ホルモン依存性ガンのリスクを高めます。

ストレスには2つのタイプがある

では、具体的にどのようなストレスが、ガンを発症させやすいのでしょうか。

ワシントン大学心理学者のホームズとレイが、１９６７年、各種のストレスを心にかかる負担の重さに応じて数値化しました。もっとも大きなストレスと思われる「配偶者の死亡」をストレス指数１００として、それ以外のストレスを数字で比較したものです。

・配偶者の死亡　１００
・離婚　73

・配偶者との別居　65
・刑務所へ入所、服役　63
・家族の一員の死亡　63
・けが、もしくは病気　53
・結婚　50
・失業、解雇　47
・配偶者とのよりを戻す　45
・退職　45

右に挙がった10項目は、どちらかというと「わかりやすい」ストレス要因です。何か大きな出来事が発生して、それがストレス要因だろうと、誰もが容易に推測できる事柄です。

ガン患者さんに「比較的近い過去にストレスを抱えていましたか」と聞いたときに、右のような出来事を体験した人は、すぐに答えが返ってきます。このようなストレスを発生させる出来事をストレスイベントといい、このタイプのストレスは、自覚症状のあるストレスということができます。その一方で、次のようなタイプのストレスも存在します。

・職場での人間関係がうまくいかない。

・仕事上の悩みやプレッシャーがある。
・単調な仕事であきあきしている。
・仕事や待遇に不満をもっている。
・夫婦や家族間の人間関係がうまくいかない。
・将来や老後が不安である。
・人生に生きがいが見出せない。

これらは、いつ発生したのかが不明瞭で、気がつけば何となくストレスのようなものを感じるといった、「わかりにくい」ものです。あるいは、あまりにも日常的になっているために、あらためてストレスとは感じていない場合もあります。

ガン患者さんに過去のストレスの有無を聞いてみると、ストレスイベントのことをまず思い出す人が多く、それ以外のストレスの場合には、「とくに思い当たらない」と答えることが結構あります。「わかりにくい」タイプのストレスは、自覚症状が表れにくいといえるかもしれません。

しかし「わかりにくい」タイプのストレスは、長い期間をかけて確実に積み上がってきます。ストレスの蓄積は、同じく長い年月をかけて大きくなるガン細胞の増殖を、間違いなくバックアップします。そして、このタイプのストレスがガンの発症にまで至るかどうかは、ストレスを受けた人の性格の違いが大きく左右することがわかってきました。

2　ストレスをためやすい性格とは

マイナス思考が危ない

第1章の1「私はガンの家系は本当?」で、ガンになりやすい性格が存在する、という話をしました。遺伝性のガンの確率は、多くの人が思っているほどには高くない（5%未満）ことは確定的です。しかし、「実際にはもっと多いのでは」と感じてしまう原因の一つが、親から受け継いだと思われる性格です。

では、ガンになりやすい性格にはどういうものがあるでしょうか。

免疫力を著しく低下させてガンを発症しやすくする性格の一つが、マイナス思考です。悲観的、否定的、消極的、後ろ向き、回顧的、あきらめ、絶望といったことは、ことごとく免疫力を落としてガンのリスクを高めます。

悲観的な人の典型的な思考・行動パターンは、

・最悪のケースを考えてしまう。
・自分を責めて自己嫌悪におちいってしまう。

・自分を無力だと思い込み、すぐにあきらめる。

このなかでも、最悪のケースを考えてしまう人がガン検診を受けると、結果が出る前から「もしガンだったらどうしよう」などといらぬ心配を始めてしまいます。もし再検査、精密検査の判定が出たら、「ついに自分もガンだ、間違いない」とか「自分はもう長くない」と、勝手に絶望の淵に立ってしまいます。

実際には、そのほとんどは異常なしの判定が出ることを書きました（62ページ）。しかし、異常なしを告げられても、ネガティブ思考の強い人は「もはや早期を通り越して、進行あるいは全身転移しているので、ショックを受けないようにガンを告知しないのでは」と疑うこともあります。このような人は、ガンへの不安と恐怖が本当のガンを生み出してしまう可能性もあるので、ガン検診は受けないほうがいいかもしれません。

悲観的な思考をする人のもう一つの特徴は、自罰傾向が強いということです。自罰傾向とは、何かうまくいかないことが起こったときに、そのことに強い責任を感じて「自分のせいでみんなに迷惑をかけた」とか「自分の努力が足りなかったからこうなった」など、自己反省の意識が強く、自分を責めてしまうことです。

このタイプの人は、ストレスの上にストレスを重ねていきます。このように自分で自分を追い込んで、過剰なストレスを背負いこんでいけば、免疫力は極度に低下して、最悪の場合にはガンを発症します。

マイナス思考の性格のほかにも、ストレスと性格の関連性については、さまざまな研究が進んでいますが、アメリカで行われた研究調査では「タイプA」と呼ばれる行動パターンが、ストレスをためやすいということがわかってきました。

タイプAの行動パターンとは、①負けず嫌い②頑張り屋③過度に競争的④責任感が強い⑤せっかちである⑥イライラする——となっています。

タイプAの「A」は aggressive の頭文字を取ったもので、攻撃的、積極的という意味です。エネルギッシュで、いくつもの仕事を抱えて、バタバタとせわしく動き回り、つねに時間に追われているような様子です。

仕事も早ければ歩くのも話すのも食べるのも早く、せかせかしていないと気が済まない感じです。一緒にいる人は疲れてしまいますが、逆に本人は、周りのゆっくりペースを見てイライラしてしまいます。引き受けた仕事や与えられたノルマはしっかりこなすので、職場での評価は高くなります。ただ頑張り過ぎる傾向があり、責任感も強ければ競争心も強いので、緊張状態の日々が続き、いつのまにか自分を追い込んでいることがあります。

そのような人は、40代になったらライフスタイルを大転換して、穏やかでマイペースなスローライフ的な生き方にしてみるのも一考かもしれません。

親しくしている沖縄の友人で、それはそれは一つひとつの行動をゆっくりゆったり進める女性がいます。当初はそのスローペースに歩調を合わせるのに戸惑いを感じましたが、それでもその人と同じ空間を共有しているだけで、心がやすらぎ、癒されるのですから不思議です。その友人の泰然とした立ち居振る舞いや心の持ち方を見てみても、ただ突っ走っているだけが充実した人生ではないことを教えられます。

40歳を過ぎても「タイプA」を続けて、限界まで頑張り続けている人は、少しギアを緩めてゆとりをもって走ってみてはいかがでしょうか。

ガン予防かんたん10ヵ条 その9　いい人をやめる

いい人過ぎるのもよくない

「タイプA」の性格が、どちらかというとバイタリティにあふれ、自己主張が強く、自分を前面に押し出したがる特徴があるのに対して、これとは対象的に、穏やかで控えめな「いい人」も、じつは強烈にストレスをためやすい傾向があります。

じつは、私の温熱療法院に通っているガン患者さんも、本当に「いい人」が多いのです。「いい人」を多少なりとも崩していれば、あるいは大病をしていなかったのではないか、と思うことがしばしばあります。

読者の皆様も、身近な人や有名人の訃報を聞いたときに、「これほど『いい人』が、なぜこんなに早く逝ってしまうのだろうか」と思ったことが一度か二度はないでしょうか。「美人薄命」ならぬ「良人薄命」は、世の中には多いような気がします。

しかし、これは単なる偶然ではなさそうです。

この現象を解明する前に、「いい人」とは具体的にどのような性格の人のことをいうのでしょうか。

・温和。怒りやいら立ちといった感情を表に出さない。
・気配り、気づかいができる。人の気持ちに敏感である。
・やさしい。親切。頼まれたら断れない。
・協調性がある。調和を重んじる。和を乱さない。
・謙虚である。低姿勢。控えめ。
・従順。自己主張をしない。愛想がいい。
・生真面目。律義。約束を守る。我慢強い。
・自分より他人が優先。自己犠牲をいとわない。

おおよそ、こういったところでしょうか。誰からも好かれて、誰からも悪口を叩かれない、鏡のような人です。私などには何年努力しても到達できない、雲の上の人に思えます。けれども周囲を見回してみると、こういう人は必ずどこにでもいるはずです。こういう人は、社会人としても大いに評価されますし、一人の人間として称賛に値するものです。本来、こういう人たちこそ長生きをして、職場や地域、家庭のなかで、なくてはならない存在であり続けてほしいものです。しかし、世の中から愛されている、心がきれいで温かい人が、そのイメージ通りに心身ともに健康かといえば、そうとも言えないのです。

「いい人」は、人間関係がぎくしゃくすることや、集団のなかでのゴタゴタを恐れる傾向があります。そのために、言いたいことがあっても言わずに、自分の気持ちを抑え込むことがあります。

また、頼みごとを断ることで相手に嫌われたり嫌な思いをさせてしまうことを心配して、どんなに忙しくてもついつい引き受けてしまいます。すると、「あの人はいつも気持ちよく引き受けてくれる」と頼みやすい人になってしまい、雪だるま式にやることが増えていきます。損な役回りが多いと思っても、不平不満を口にしません。嫌なこと、頭にくること、苦しいこと、悲しいことがあっても、場の雰囲気を壊さないことを優先させます。じっと我慢して面には出さない、外見的には穏やかで柔和な笑顔を見せます。

しかし、これでは外見とは裏腹に、内面はストレスだらけになってしまいます。人に尽くしたり、他人のことを優先して考えるのは立派なことですが、そのために自分を殺したり、自己犠牲を払ってばかりでは身も心も持ちません。それでは、いつか必ず糸が途切れてしまいます。

誰からも好かれるということは、言いかたを変えれば八方美人です。八方美人を演じることは、本人はそのつもりはなくても、完璧を目指すということです。ごく一握りのオールマイティの人を除けば、完璧主義は苦しいものです。自分を追い詰めます。そして、どこかで破たんがやってきます。

自然のまま自分らしく

では、どうすればよいのでしょうか。

「いい人」をやめて、傲慢で感情的、自己中心的で気配りがなく、不真面目、不親切な人がいい、と言っているのではありません。それでは人に迷惑をかけ、人を傷つけることになり、社会から受け入れられません。せっかくの優れた資質や天分を封印することなどありません。それは生まれもって与えられた、あるいは社会生活の中で身につけた財産なのですから、それはそのままでいいのです。

ただ、無理をし過ぎてはいけないということです。他人のことを思いやるあまり、キャパシティを超えてまで「いい人」でいると、心と体に重く負担がかかってきます。それが長い年月にわたたって続くと、本人の知らないあいだに体が蝕まれていきます。

ようは、自然のまま、自分らしく生きることです。感情を素直に表現し、言いたいことがあれば言ってみることです。先ほど挙げた「いい人」を、ゆとりをもって、ごく自然に楽な気持ちで続けられるのであれば、ストレスをため込むこともないかもしれません。

自己主張をしたり、誰かの意見に反論すれば、10人のうち1人か2人と対立することは、ごく普通のことです。人それぞれが強い個性を出していけば、それに対して一歩引いてしまう人や、反りが合わない人も必ず現れます。

ですが、それをいちいち気にしないことです。人には個性があり、アイデンティティがあるからこそ、ほかの誰でもない自分を形成しているのですし、その人が存在する意味があるのです。それに対して共感する仲間も現れれば、反発する人たちもいます。それで社会や集団は成り立っているのだし、活性化しているのです。

重要なのは、他人と自分とのバランスです。他人を重んじることはもちろん大切ですが、自分自身のこと、自分の考え、自分のやりたいこと、自分の時間も大切にすることです。

人というのは、もともと完全無欠の存在ではなく、欠点をいくつか抱えて生きているものです。短気で怒りっぽかったり、細かな気配りができなかったり、あまりにも大雑把だったり、言葉足らずで人の機嫌を損ねてしまったり、個人プレーでチームワークを乱してしまったり、わがままな性格が周囲を困惑させたり。

そのような欠点が1つか2つはあっても、人間であれば極めて自然なことです。それでも、それを補って余りあるすぐれた人間力があるから、多くの人に好かれ、社会の中で順応できるのです。であるならば、欠点の一つや二つも個性のうちと発想を転換して、その人らしく欠点を抱えたまま、素のままに正直に生きていけばよいでしょう。それが自然な生き方であり、ストレスのない生き方であり、また病気になりにくい生き方につながります。

貝原益軒の『養生訓』でも、「すべてに完全無欠であろうとすれば、かえって心の負担になって楽しみがない。さまざまな不幸もこうした考えから起こる」と指摘しています。

だから、８割くらいでよし、と楽に考えることです。

３　ストレスは減らすことができる

ストレスは必ずやってくる

では、たまる一方のストレスをどうやって軽減、あるいは解消すればよいのでしょうか。

これは、ある意味で食事や生活習慣の改善よりもむずかしいかもしれません。ストレスイベントは自分の意志とは関係なくやってくるものですし、仕事や人間関係の悩みなどの目の前の現実は、そう簡単には変わらないからです。

家族の一員や親友との死別は、生きていれば必ず訪れる人生の試練です。誰もが避けて通れない道です。けがや病気も、大小の違いこそあれ、生きていれば必ず遭遇するものです。勤めていれば会社の倒産やリストラもあるかもしれませんし、殉職しない限りはいつか必ず退職（リタイア）もやってきます。

結婚、離婚、失業、廃業、借金などは人それぞれですが、死ぬまで順風満帆という人など滅多にいません。何らかのストレス要因となるトラブルを何回も経験します。

仕事上の悩みや人間関係の悩みがあるという理由で、すぐに仕事を辞めるというわけにもいかないでしょう。夫婦間の価値観の違いや家族内のトラブルがあるからといって、そのたびに離婚や家族関係の解消を繰り返すのも非現実的です。

だからといって現実から逃避することや、引きこもりになることが根本的な問題解決にはなりません。もっとも、うつ状態になったときには、一時的に休むとか、回避の行動を選択するのが必要な場面はあります。それでも、私たちは人とのかかわり合いの中でしか生きていけないのですし、仕事で収入を得なければ生計が成り立たない人がほとんどです。

それが変えられない現実ですから、ストレスを上手にコントロールする手段や生き方を、40歳を過ぎたあたりから身につけることが重要になってきます。

考え方を転換する

ストレスイベントは、誰にでも避けて通れないものです。ところが、悲しみ、苦しみや困難に出くわしても、ストレスを極限まで溜めこんでしまう人と、そうでない人に分かれます。これはストレスへの耐性、つまり精神的な強さによるところも大きいですが、もう一つ、考え方をポジティブにもっていけるか、という部分でも分かれてきます。

家族や親しい友人を亡くして悲しくない人はいません。しかしここで「でも、あの人は幸せな一生を送った。いい人生であったと満足しているはずだ。自分もあの人と出会って本当によかった」と考えることができれば、多少なりとも悲しみが和らぐでしょう。

あるいは、「死別した事実は事実。いつまでも悲しんでばかりいても何もいいことは起こらない。死んだ人だって、そんな姿を見ても喜ばないだろう」と少しでも前を向くことができれば、立ち直りも早くなります。

とくに配偶者の死別は、指数100（210ページ）という最大級のストレスです。何カ月間も悲嘆にくれて、絶望感、無力感に打ちひしがれてばかりいては、それこそガンを引き起こすリスクが高くなります。大きな試練を前にしてもポジティブに考えられる人は、ストレスを溜めこまずに済む可能性があります。

離婚や解雇といった挫折経験も、新たな出発、新たなチャレンジの始まり、あるいは自分がもう一段成長するための試練と考えることもできます。

「離婚も新たな出会いのための節目」とか「解雇も今以上によい仕事に取り組むための機会」と前向きに発想を転換できれば、ストレスを引きずり続けることはありません。

逆に恨みつらみを言ってみても、終わったことを後悔してもストレスになるだけです。「雨降って地固まる」式に考えられる人は、どのような困難や苦悩にぶつかっても強いものです。

退職（リタイア）についても、新しい人生の始まりであり、昔と違ってリタイア後の時間も長いのですから、さまざまな可能性があるはずです。そこに次なる目標や夢を描いたり、それまでとは違ったコミュニティへの参加を楽しんだり、新たな活躍の場を開拓しようと思えば、ストレスとは無縁のポジティブな毎日になります。

ところが、過去への思い入れが強く、在職時の華やかなりし時の懐古にふけり、会う人も過去の同僚ばかりという人もいます。こういう時間が止まってしまったような第二の人生を送っていると、次第にストレスが積もってきます。このパターンのストレスは、リタイアした本人よりは、同居している配偶者のほうが大きくなることが多いようです。

「主人在宅ストレス症候群」と名付けた人がいますが、定年退職と同時に、毎日朝から晩まで家にいるようになり、ただゴロゴロしているだけ。たまに発する言葉といえば「メシはまだか」くらい。この種の在宅主人に付き合わされるストレスは相当らしく、私は温熱の施術をしながら、女性客から在宅主人への愚痴を聞かされたことが何回もあります。「亭主は元気で留守がいい」は、奥様の健康のために必要かもしれません。

病気についても考え方の転換が大切です。その中でも死につながると思われているガンに罹っても、これをポジティブに考える人たちがいます。

ＮＰＯ法人「ガンの患者学研究所」という、会員数６０００人余りを抱えるガン患者の会があります。代表の川竹文夫氏によると、「ガンは、今までの頑張り過ぎた、無理をし過ぎた生き方を変えなさい、というメッセージ」であり、「そこから多くを学んで生き方を改めれば、病気になる前よりもいっそう健康で幸せになれる」と言い続けています。

元に戻る（治る）ことが最終目標ではなく、病気を契機にまったく新しい世界を築き上げる。結果として、以前よりも人生をよきものに進化させて、「ガンになって本当によかった」と心の底から言えることを目指しているのです。これは、考え方の差があまりにも大きな違いを生み出す、という究極のケースかもしれません。

次に、対人関係が絡んだストレスを、どのように軽減すればよいのかという問題です。

アメリカの実業家であり作家のD・カーネギーの言葉で「他人と過去は変えられない。変えられるのは自分と未来だけである」というのがあります。人は何歳になっても、変わろうと思えば変えられるものだと思いますが、あくまでもそれは自分自身の意志や気づきによって変わるものです。周りから人を変えることはむずかしい、という意味でしょう。とくに年齢を重ねると、その傾向は強くなります。

ですから、「どうして、あの人はこういうことに気づかないのか」とか「なぜあの人は、こんなことも分からないのか」といったことでイライラしても、それに対する根本的な解決法は見つからないはずです。

多様な人がいて世の中が成り立っているのですから、それを素直に受け入れたほうが楽に考えられるようになります。「どうすればAさんを変えられるか」と考えるよりも、「Aさんとうまく付き合う（仕事をする）には、自分がどう対応すればよいのだろうか」と方向転換したほうが、解決への近道になります。攻撃的な言葉や心ない一言を投げられても、それに応酬していては、結局その人も同じレベルになってしまいます。

些細なことでストレスを抱えないためには、いちいち腹を立てず気にせずに、悠々と構えてみてはいかがでしょうか。

ガン予防かんたん10ヵ条 その10　リラックスする

ストレス解消の時間を持つ

あなたが職場でストレスを抱えてしまうときは、仕事後の時間、または週1～2日のオフの日に、たまったストレスを解き放つことが重要になってきます。たまの休日には、疲れ果てて自宅でゴロゴロと過ごす人が少なくないと聞きます。たしかに、体はそれで休息を得ることができるかもしれません。

ただ、ストレスはメンタルの部分によるところが大きいので、心がリフレッシュできることも組み込んでいかないと、ストレスはたまる一方になってしまいます。「自律神経の白血球支配の法則」で、交感神経への過剰な偏りが、免疫を抑制してガンのリスクを高めるという説明をしました。したがってオフタイムには、交感神経に偏った状態を副交感神経側に戻してあげるような、リラックスできることを積極的に行う必要があります。

天気がよければ、まずはアウトドアです。海、山、高原、森、湖、渓流。空気のいいところで自然とふれあうのは、このうえないストレス解消です。季節の花や新緑、紅葉を愛でることは、普段オフィスの中では忘れがちな季節感を、肌で感じ取れる瞬間です。日頃のストレスを一気に吹き飛ばすパワーを持っています。

波やせせらぎの音、鳥の声は、後述する1／fという「ゆらぎ」の力で心を癒してくれます。森林浴がストレス解消に効果的なのは、この1／fの「ゆらぎ」に加えてマイナスイオンが豊富に存在するからです。ちなみに、自然環境の中でマイナスイオンがもっとも多く存在する場所は滝壺付近です。そういう自然の中での釣りやスケッチも、それだけでストレス解消にはなりますが、ときどきはサイクリングやトレッキングで体を動かすと、心身ともにスキッとするでしょう。

空気のいい場所に出かけたときには、ぜひ深呼吸をしてみてください。ストレス状態のときは呼吸が浅くなりがちです。浅い呼吸は肩や胸だけで行っているので、肺の一部にしか酸素が届かずに血液中の酸素が不足します。とくに大量の酸素を消費する脳は、浅い呼吸では十分に働きません。

そのようなときは、お腹で呼吸をする腹式呼吸が、酸素をたっぷり取り込めるのでいいでしょう。腹式呼吸はゆっくり時間をかけて息を吐き、吐き切ったらお腹に空気をためるような感じで鼻から深く空気を吸い込みます。「吸って吐く」のではなく、「吐いて吸う」ことと、

「時間をかけて吐く」のがポイントです。「吐く」ことは副交感神経を優位にするので、ゆっくり吐けばリラックス効果が期待できます。

近くに温泉があればありがたいですね。なくても、最近は都心部にも露天風呂つきのスーパー銭湯が増えています。温泉や銭湯はリラックス効果だけではなく、温熱効果も期待できるので一石二鳥です。

ただ、せかせかとひと風呂浴びていたのでは、リラックス効果も温熱効果も得られません。せっかくの休日の温泉、または銭湯なのですから、のぼせない程度にゆっくり時間を忘れて浸るのがいいでしょう。

自然や温泉以外の外出なら、美術館やリラックス系の映画やコンサート、静かで雰囲気のよいカフェなどいかがでしょうか。もちろん、得意なスポーツで汗をかくことや、フィットネスクラブやヨガ教室で体を動かすのは大いに結構です。私も長らくヨガを続けていますが、ヨガはポーズ、ストレッチといった運動効果に加えて、腹式呼吸、冥想といったリラックスの要素も含まれていますので一石二鳥です。

インドアのリラクゼーションでまずおすすめしたいのがアロマテラピーです。アロマテラピーは誰でも手軽にすぐできるリラックス法で、今では多くの人が疲労やストレス解消に役立てています。

アロマテラピーとは、植物が持つさまざまな香り（アロマ）を用いて、人の心身を癒す療法

（テラピー）のことです。森林浴で気分がリフレッシュするのも、植物が持つ香りが心や体に左右するからです。

アロマテラピーで使用するオイル（精油）は、主なものだけでも70～80種類あり、ストレスに効果があるものは、ラベンダー、オレンジスイート、イランイランなど数種類あります。

単独のオイルを使用するよりも、２つ以上のオイルをブレンドした方が香りに深みが出てきます。自分の心と体が受けつけるもの、心地よい香りだと感じるものをいろいろ試しながら選んでみるのがよいでしょう。

アロマの香りに包まれて、クラシックやヒーリングミュージックなど静かな音楽に耳を傾けてみるのがいいでしょう。さらにリラックス効果が高まります。

静かなＢＧＭの中でゆっくり読書をすることも、心が落ち着く贅沢な時間です（本の内容にもよりますが）。私はオフの日に、そうやって過ごすのが大好きです。

絵画、茶の湯、俳句、短歌などの趣味を持っている人は、ストレス状況のときには大きな武器になります。

ガーデニングは、自宅の庭やベランダで手軽に土と植物に触れることで、日々の現実からの解放感を得られます。

ペットも、最近では有効なストレス解消の方法のようで、アニマルセラピーという言葉もあるほどです。動物好きの人には、ストレス解消に有効かもしれません。

基本的には好きなことをするのがいいのですが、競馬などのギャンブルやパチンコ、対戦ゲームはどうでしょうか。アクション、サスペンス、ホラーといった映画やDVDはどうでしょうか。「それがストレス解消だ」という人もいるかもしれませんが、明らかに交感神経を一層高めてしまいますので、ストレスの多い人にはおすすめできません。

◆コラム　音楽の癒しについて◆

2011年は、音楽のもつ力をあらためて知らされた年になりました。東日本大震災のあと、多くの歌手や俳優、芸人、アスリートなどが被災地に駆けつけ、現地の人々を励ましました。こういうふれあいの場は、被災直後の混乱期にはほとんど出番がありませんが、1～2カ月たって「もう一度頑張らなければ」と被災者が動き始めたときには、大きな勇気を与えるそうです。

歌手は道具がなくても歌えますから、避難所でも歌の持つ力で思いやメッセージを伝えることができます。歌手のさだまさし氏は、「フォークソングの原点は応援歌であり、人々の生活の体温を歌うこと。今こそギター一本で何でも表現できる僕らの大切な修行であり、出番でもある」（日本経済新聞2011年6月17日付コラム）と、被災地で歌っています。

音楽は人を元気にしたり、楽しい気分にしたり、穏やかな気持ちにしたり、ときには魂を揺さぶったりと、さまざまな形で心に響いてきます。皆様も「落ち込んだときに音楽を聴いて心が癒された」という経験をお持ちではないでしょうか。

私も音楽好きな人間ですが、近年気になっているのは癒しの音楽（ヒーリングミュージック）が増えてきていることです。こういうジャンル自体がかつては存在しなかったはずですから、現代のストレス社会は相当深刻なのでしょう。

ヒーリングミュージックは、文字通り心を癒す音楽ですので、スローテンポでゆったりした曲で、歌詞は入らない楽器演奏だけの音楽（インストルメンタル）です。歌詞は入りませんが、波やせせらぎの音、鳥の声などの自然音が一緒に流れてくることもあります。最近このヒーリングミュージックのＣＤが、ＣＤショップだけでなく健康グッズ店やインテリアショップ、書店などでも販売されているのを目にします。やはりストレスを抱えている人が多いのでしょうね。

では、なぜヒーリングミュージックを聴くと癒されるのでしょうか。

そのカギは「ゆらぎ」というものにあります。

「ゆらぎ」とは、一定の音が規則的に繰り返されるのではなく、大きくなったり小さくなったり、強くなったり弱くなったりなど、規則性と不規則性による連続的な揺れのことです。

たとえば、夏場に窓から入る自然の風はとても心地よく感じますが、同じ風でも扇風機では、涼しくはあっても心地よさは残りません。扇風機がつねに一定の速度で回転し続けているのに対して、そよ風は強くなったり弱くなったり、そのリズムも含めて不規則だからです。風鈴の音が夏の風物になるのも、この不規則性が織りなす「ゆらぎ」によるものでしょう。

この音楽に含まれている「ゆらぎ」に心が安らぐ秘密があります。

人の生体リズムや自然界には、1／fというゆらぎがあります。fとは周波数のことで、ゆらぎのパターンを周波数に置き換えたとき、周波数がそのパワーに反比例している状態を1／fのゆらぎといいます。

例えば、川のせせらぎや虫の声などの自然音にも1／fのゆらぎがありますが、人の心臓の鼓動にも1／fのゆらぎが存在しています。私たちが自然界から1／fのゆらぎを感知すると、それが生体リズムと共鳴・共振して、「美しい」と感じ、心を和ませてくれるのです。

1／fの揺らぎの波長は、聴覚を通して脳に働きかけ、自律神経の調整によって感情や情緒を安定させます。それが副交感神経を優位にしてストレス解消になるだけでなく、血流をよくするなどして健康に貢献してくれます。

この音楽の癒しのパワーを、さらに医療に応用していこうという音楽療法という分野があります。音楽を用いて心身をケアする音楽療法は、アメリカやイギリスなどでは医療の一環として認知されていて、多数の音楽療法士が活躍しています。音楽療法には、楽器演奏や歌唱、あるいは音楽に合わせて体を動かしたりする能動的音楽療法と、音楽を鑑賞することで自律神経を整える受動的音楽療法があります。

ここで取り上げているのは後者ですが、なかでもモーツァルトの音楽を聴くと脳に大きな影響を与えることが、フランスのアルフレッド・トマティス博士の研究から判明しています。トマティス博士は、人が音楽に癒されることを早くから提唱し、独自のシステムとして展開してきましたが、とくに1957年、フランス・アカデミーに認められた「トマティス理論」は有名です。それによると、モーツァルトの音楽に豊富に含まれる3500～4500ヘルツの高周波音は、延髄や視床下部に反響します。ここからは、身体をリラックス状態に導く副交感神経が出ているため、「自律神経の白血球支配の法則」（203ページ）により、リンパ球が増えたり、また活性化したり、血流の改善が期待できます。

実際にモーツァルトの音楽を聴いてみると、ヴァイオリンに代表される澄みきった高周波音に包まれて、脳がさえた状態でリラックスモードになります。

ただ、クラシック音楽が苦手な場合は、モーツァルトを聴いても退屈してしまうか、なかにはストレスを感じる方もいるかもしれません。それでは本末転倒ですから、高周波音を最優先せずに、まずは本人が「癒される」と感じる音楽を選んで、その曲でリラックスされることをお薦めします。

あとがき

ふらっと立ち寄った古書店で『がんの予防』（小林博著、岩波新書）という本を見つけました。１９８９年出版の本です。ガンのリスク要因について、23年前はどの程度わかっていたのかを知りたくて一読してみました。

たばこに関しては、データや学説を引用して、その発ガン性を解明しています。喫煙は肺ガン、喉頭ガン以外にも、肝臓ガン、膵臓ガン等のリスクを高めるという記述もあります。ところが、食事のことになると、「偏食をしないこと（バランスよく食べる）」「塩っぽいものをとりすぎないこと」などの表記にとどまっています。肉類や牛乳の弊害やリスクはまったく出てきません。

脂質に関しては、「一般に脂肪分を多くとる人たちにがんが多く……」と指摘し、今後も脂肪摂取量が増えていくと「乳がんや大腸がんの増加が心配になってきます」と先々への警鐘を鳴らしています。その点は、この本の著者が心配した通りになっているようですが、オメガ３とオメガ６のバランスの問題やトランス脂肪酸の問題は、当時は判明していなかったと思われます。

ストレスについては、表記さえありません。代わりに「疲労というのは肉体的な疲労だけではなく、精神的な疲労も含めて、これががんの原因になるかもしれないという考えがあります」と、やや婉曲的な言い回しではありますが、ストレスとガンの因果関係を予知していたのかもしれません。

結局のところ、喫煙以外にはガンのリスクについて明確にわかっているものはない、ということのようです。読み進めると、「細胞の老化と共に、がん化ということが並行してすすみ……」と老化こそがガンの主因であると誘導し、「いくらがんの予防を心掛け、聖者のような生活をしても、やがては細胞の『がん化』がやってくるわけです。つまり、基本的にがんの一次予防には限界があるということです」と結論づけています（一次予防とは、病気にならないように普段から健康増進に努めること）。

この一冊の本が、当時のガン予防に関する研究の全容を伝えているとは限りませんが、23年という時間の隔たりは充分に感じることができます。

この20年あまりで、本書に記述したこと以外にも、人体の免疫機能や免疫細胞があらたに発見されていますし、ガンを抑制するファイトケミカルも次々と見つかっています。本書ではくわしく説明できませんでしたが、酵素の存在がクローズアップされて、酵素と代謝・免疫との関係がわかってきたことは、近年の大きなトピックです。これらのことを知るにつけて、「今を生きていることは恵まれている」と思わずにはいられません。多くのガンを予防することが可能になったのですから。

だから「予防をしなければもったいない」という考えには、違和感を覚える人もいるかもしれません。時代とともに進化して新しい発見が生まれるのは、なにも医学や栄養学に限ったことではありません。

私がいいたかったのは、ガンのような命にかかわる病気に際しては、あらかじめ「知っている」ということが、どれだけ重要な意味を持っているかということです。この「知っていたか、いないか」で生死を分けることもあるからです。

ガンのことはガンになってから学習するか、ガンになる前に知っておくか。ここが大きな分水嶺になります。

「知った」あとに実践するかしないかは、本人次第です。この本が100円程度の価値にとどまるか、100万円に大化けするかは、あなた次第ということです。

「はじめに」の最後で、この本を「ガン予防のゴールへ向けての切符代わり」と記したのは、その意味を込めています。切符は、それを持って列車に乗り込まなければ、ただの紙くずです。逆に、列車に乗り込んで、ほかの誰にも代わることのできない体験をしたならば、それはお金には換算できません。

まずは隗《かい》より始めよ。欲張って一気に何もかもやる必要はありません。自分と大いに関係がありそうだと思われるものから、一つずつ始めてください。継続して行えば、きっと体調の変化が表れるはずです。それを楽しみながら、ガン予防に取り組んでください。

皆様のご健康とご多幸を心よりお祈り申し上げます。

最後までお読みいただきありがとうございました。

二〇一二年二月

神代知明

神代知明（くましろ・ともあき）

1964年、福岡県久留米市生まれ。

早稲田大学教育学部卒業。日本マクドナルド㈱、ブックオフコーポレーション㈱を経て、2005年に琉球温熱療法院福岡姪浜加盟店開業。

ガン患者をはじめとする温熱施療を行うかたわら、食事療法や生活習慣改善のためのカウンセリングに取り組み、福岡および隣県に来院客を広げている。

日本成人病予防協会・健康予防士、日本綜合医学会・食養リーダー、鶴見酵素栄養学協会会員。

琉球温熱療法院福岡姪浜加盟店
http://www.ryuon-fukuoka.com

ここで差がつく 40代からのガン予防法——今日からできるかんたん10ヵ条

2012年3月10日　初版第1刷発行

著者 ——神代知明
発行者 —平田　勝
発行 ——花伝社
発売 ——共栄書房
〒101-0065　東京都千代田区西神田2-5-11出版輸送ビル2F
電話　03-3263-3813
FAX　03-3239-8272
E-mail　kadensha@muf.biglobe.ne.jp
URL　http://kadensha.net
振替 ——00140-6-59661
装幀 ——黒瀬章夫
印刷・製本—シナノ印刷株式会社

ISBN978-4-7634-0628-6 C0047